参茸苓草秉天地精华成地道药材

丸散膏丹聚四气五味可治病活人

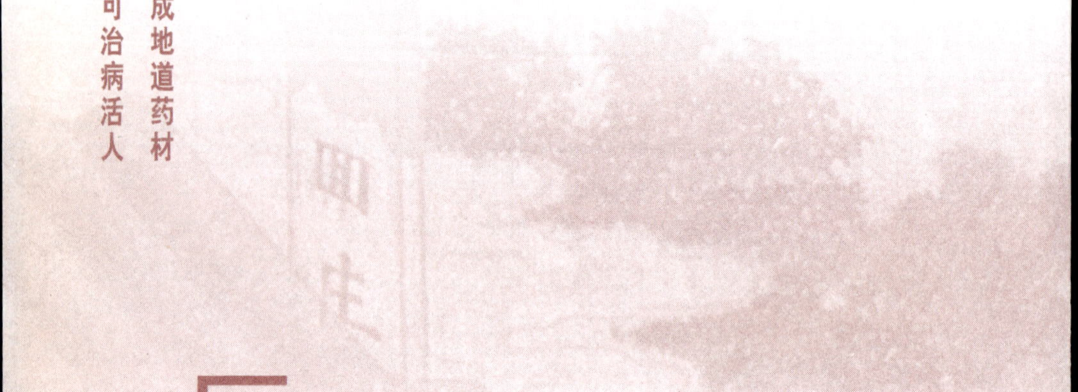

《千金》论云：“夫寻方学之要，以救速为贵，是以养生之家，须预合成熟药，以备仓卒之急”。说明熟药，即丸散膏丹是医家病家必备之方药。预辑妙方，救急拯危，甚为稳妥。医家按证施治，选方用药，随手可得，病家检方疗疾，用之中的，早日康复，且俱可按图索骥，以备缓急。此乃一举两得之功。

中国丸散膏丹方药全书

传染病

程爵棠　程功文　主编

學苑出版社

图书在版编目(CIP)数据

中国丸散膏丹方药全书·传染病卷/程爵棠主编.—北京:学苑出版社,2010.5(2012.8重印)
ISBN 978-7-5077-3531-4

Ⅰ.①中… Ⅱ.①程… Ⅲ.①传染病-中成药 Ⅳ.①R286

中国版本图书馆CIP数据核字(2010)第058923号

本书方中不明药物可电询作者:
13263987563 07988469796

责任编辑:陈 辉 付国英
出版发行:学苑出版社
社 址:北京市丰台区南方庄2号院1号楼
邮政编码:100079
网 址:www.book001.com
电子信箱:xueyuan@public.bta.net.cn
销售电话:010-67675512、67678944、67601101(邮购)
经 销:新华书店
印 刷 厂:北京市广内印刷厂
开本尺寸:890×1240 1/32
印 张:10.5
字 数:249千字
印 数:3001—6000册
版 次:2010年8月第1版
印 次:2012年8月第2次印刷
定 价:20.00元

前　言

《千金》论云："夫寻方学之要，以救速为贵，是以养生之家，须预合成熟药，以备仓卒之急。"论中所说熟药，即丸散膏丹，说明其是医家病家必备之方药，可备仓卒之用。预辑妙方，救急拯危，甚为稳妥。医家按证施治，选方用药，随手可得；病家检方疗疾，用之中的可早日康复，且俱可按图索骥，以备缓急。此乃一举两得之功。因此，总结和推广丸散膏丹治疗疾病的经验妙方，惠及千家，具有重要意义！

祖国医学医方浩如烟海，但多散见于医籍和期刊杂志之中，医家用时仓促难寻，深感不便，病家更是一头雾水，无所适从。寻选方药更犹如大海淘金，寻方不易，寻效方更难，"夫千金之殊，必在九重之渊"（《庄子·列御寇》）。《秘方求真》亦云："效方固然甚多，但疗效平平者亦复不少。"正如古人所言："千方易得，一效难求。"全国著名中医专家刘渡舟教授亦说："治病之法甚多，而良法妙法难求。"张长沙云："博采众方，良有以也。"名医救人，一方一法重于千金，非同小可，蕴藏着诸多医家心血结晶与千锤百炼功夫。所以名医名方尤为方中珍宝。慧眼认方，重在验证；博采众方，贵在筛选。即选方尤以实用高效为辑入第一要务。

是故，本丛书作者本着“削繁存要，择效而辑”的原则，编写了《中国丸散膏丹方药全书》，分为《传染病》、《呼吸系统疾病》、《脾胃病》、《肝胆病》、《心脑血管疾病》、《神经系统疾病》、《泌尿系统疾病》、《精神病》、《关节炎》、《男科病》、《妇科病》、《儿科病》、《骨伤科病》、《血液与甲状腺疾病》、《疮疡痈疽病》、《皮肤病》、《眼病》、《耳鼻咽喉口腔病》、《糖尿病肥胖病高脂血症》、《美容美发与补益保健》、《肿瘤》等21部共460多万字，计14763首方。

随着现代科学技术的发展，祖国医学事业也突飞猛进、飞速发展。本套丛书选方标准如下：一是以现代临床效验方为主，兼收历代名方；二是取材方便，实用高效；三是在工艺上除了传统的丸、散、膏、丹外，还收入了胶囊、糖浆、片剂等现代工艺制剂，实际上这些成药也是丸散膏丹传统制药的传承发展与创新。如此选方，力求给现代中医临床工作者、中医爱好者、患者及家属，提供治病的新经验、新成果、新验方。每方均按“组成、制法、用法、功能、主治、加减、附记”等依次排列，条分缕析，井然有序。附记中包括方剂来源、禁忌、忌口及注意事项等。所选录之方，都是医家医门绝技方中珍宝。一病有一病之妙方，一方有一方之妙用，且屡试屡验，疗效显著。

必须说明的是：其一，书中收载之方，有的是从笔者医学笔记或《集验中成药》、《民间百病良方》、《名医治验良方》等内部资料中转录。因据验证疗效确切而随时录之，故仅列资料来源或方剂作者，未能详列，敬请见谅！其二，原方无方名者，今方名均为笔者拟加。其三，书中所列之方，既有口服，又有外用，均在每方用法中一一作了说明，务必按要求使用。日服，均为每日早、晚各服1次。其四，忌服、慎用及注意事项等均在附记中作了说明。其五，书中大量的方药制备方法是以简单方便、就地取材为主，目的在于给一些缺医少药的偏远地区的乡村医生或卫生所提供简便验廉的制药方法，而非为药厂提供生产成药的制作工艺。

本丛书的编写力求由博而精，注重实效，以实用为首务，虽然竭力而为，倾囊而曝，但囿于手中文献资料有限，定有遗漏。同时，承蒙程美红、文力、刘一平、刘华、刘荷花、新苗、李显平、程铭、程平、程华、程文等协助作了大量的资料收集整理工作，谨表谢意。

本丛书几经易稿，历经数年，虽力求无误，但由于笔者学识浅薄，经验不足，如有缺点和错误之处，恳请同仁高贤和广大读者不吝教言，批评赐正。

程爵棠

2007年12月于中国瓷都景德镇

目 录

一、伤寒与副伤寒

二、温热与瘟疫

三、细菌性痢疾

四、阿米巴痢疾

五、破伤风

六、肺结核

七、流行性乙型脑炎

八、狂犬病

九、猩红热

十、疟 疾

十一、流行性脑脊髓膜炎

十二、流行性感冒

十三、流行性腮腺炎

十四、麻　疹

十五、脊髓灰质炎

十六、霍　乱

十七、血吸虫病

十八、蛔虫病

十九、绦虫病

二十、丝虫病

二十一、钩虫病

二十二、蛲虫病

一、伤寒与副伤寒

伤寒与副伤寒是常见的急性消化道传染病，属中医“湿温”范畴。伤寒与副伤寒除病原体、免疫性各不相同外，在病理变化、流行病学及临床症状等方面都相似。本病多发生在夏秋季节，以儿童及青壮年发病率较高，而且病后有持久的免疫力，仅有2%患者会再次发病。

病　因

中医认为，本病多因外感湿热之邪，湿热交蒸，郁于中焦所致。湿热裹结，热在湿中，如油入面，二者难分难解，湿不祛则热不清。湿为阴邪，热为阳邪，两种属性不同的邪气共同侵袭人体而发病。

脾胃位居中焦而为后天之本，主持水谷的消化吸收和水湿的运化，但水湿邪气过重而阻碍脾胃的运化功能，故湿热病多以脾胃病变为中心，并具有弥漫全身的病变特点。如湿热交蒸中焦，伤及胃肠；湿热熏蒸，充斥三焦，内伤脾胃而致食欲减少，腹胀胸闷；外损卫表而致发热恶寒，有汗而不解。湿热郁蒸不解则化燥化火，燔灼气血，耗津伤液，内则因热甚而肠腑燥实，传导失司，便秘或腹泻；外则熏灼肌肤而致皮肤灼热、干燥。若火热阳邪日盛，气营两燔，内闭心包，蒙蔽神明；或热犯营血，伤及血络；或伤及肠道，腐化肠壁。由于病理变化不同，多出现不同的临床表现。一般而言，病变由上到下，即上焦→中焦→下焦，向纵深发展的三个阶段。若湿热久居不解，又可伤及营血，损伤血络而引起变证，其证为重。

现代医学认为，伤寒是由伤寒杆菌，副伤寒是由副伤寒甲、乙、丙三种沙门氏菌，随饮食入胃，经消化道传染致全身所致。如细菌未被胃酸杀灭，经过小肠黏膜至小肠上部肠壁淋巴组织生长繁殖，后经胸导管及门脉入血，形成初期菌血症。细菌继随血流散布肝、脾、骨髓、淋巴结等网状内皮细胞内继续繁殖，进入第二期菌血症，出现临床症状。进入肝胆系统的细菌在胆囊内大量繁殖，向肠道排出，不断在肠肝内反复循环，使肿胀的小肠淋巴组织发生强烈的过敏反应，肠壁淋巴结由增生转为坏死，形成溃疡，甚至发生肠出血或肠穿孔。本病潜伏期 3～25 天，平均 10 天。副伤寒潜伏期较短，自然病程 4 周。

症 状

持续发热恶寒，身热不扬，头身重痛，脉濡，胸闷脘痞，纳呆不饥；或脘腹胀满，表情淡漠，神志痴呆，时昏时醒；或小便不利，大便不畅等。一般还可出现斑疹、脾肿大及白细胞减少等；严重的可发生肠出血（便血）、肠穿孔、胆囊炎、心肌炎等并发症。

治疗方药

1. 肠热散

【组成】黄连 15 克，连翘 12 克，银花 15 克，白芍 10 克，沙参 15 克，荆芥 3 克，香薷、地骨皮、柴胡各 10 克，陈皮 9 克，甘草 6 克。

【制法】散剂。上药共研为末，和匀，贮瓶备用。

【用法】口服。每次取 60 克，水煎服，日服 2 次。或每日 1

剂，水煎服。

【功能】清热化湿。

【主治】伤寒密切接触者防治伤寒。

【附记】引自胡熙明《中国中医秘方大全》杨树生方。临床用于防治4965例，发病率为1.72%；未服药者506例，发病率为9.55%，证明本方对伤寒杆菌有抑制作用。

2. 甘露消毒丹

【组成】滑石450克，茵陈330克，黄芩300克，石菖蒲180克，木通150克，川贝母150克，藿香120克，薄荷120克，连翘120克，射干120克，白豆蔻120克。

【制法】水丸。上药共研细末，水泛为丸，如梧桐子大，贮瓶备用。

【用法】口服。每次服6～9克，吞服，日服1～2次。或用布袋包，煎汤服之。

【功能】清热化湿。

【主治】湿温初起，症见发热体疲，胸闷口渴，小便赤涩，舌苔黄腻，或黄疸，腹泻等。可用于治疗伤寒与副伤寒、黄疸型肝炎等。

【附记】引自清代王孟英《温热经纬》。本方配伍缜密，功用显著，用治上症确有较好疗效。

3. 神犀丸

【组成】犀角、菖蒲、黄芩各180克，金银花480克，连翘300克，板蓝根270克，玄参210克，天花粉120克，紫草120克，地黄480克，淡豆豉240克。

【制法】丸剂。上药均取上品，称量配齐。犀角、玄参、地黄单放。先将犀角剉研为细粉，过100～120目筛。余药菖蒲等八味共轧为粗末，取部分粗末与玄参、地黄捣烂，干燥后，再共轧为细粉，和匀，过80～100目细罗（损耗率在5%～10%）。再取犀角细粉置乳钵内，与菖蒲等细粉陆续配研，和匀过罗。再进入制丸工程。

1. 蜜丸

取炼蜜［每药粉300克，约用炼蜜（120℃）240克，和药时蜜温100℃］与上药粉搅拌均匀，成滋润团块，分坨，搓条，制丸。上药一料，约制9克重丸药共520丸，公差率±2%。

2. 药汁丸

①磨汁：取方中犀角180克，用清水磨汁（或将犀角剉研细粉，掺匀药粉内，冷开水泛丸）。

②制丸：取犀角汁与冷开水适量混合均匀，与上药粉泛为小丸，晒干或低温干燥。上药一料，约装18克重袋共140袋。

3. 糊丸

另取神曲细粉720克，入适量清水，加热制成稠糊，与上药粉搅拌均匀，揉成滋润团块，分坨，搓成细条，拈为小丸，晾干或低温干燥，上药一料，约装18克重袋共178袋，公差率±2%。

蜜丸，每丸重9克（含药量约5克）。药汁丸、糊丸每两（30克）约500粒，每袋重18克。

上丸分别包装，密封。置室内阴凉干燥处。

【用法】口服。蜜丸：每次服1～2丸，日服1～2次，温开水送服。药汁丸、糊丸：每次服9克，日服1～2次，温开水送服。小儿剂量酌减。

【功能】清热解毒。

【主治】由暑热邪引起的湿温、暑疫，症见高热不退，痉厥神昏，谵语发狂，口靡咽烂及斑疹毒盛。

【附记】引自《全国中药成药处方集》(出自清代王孟英《温热经纬》)。屡用效佳。

4. 地龙浸膏片

【组成】地龙1000克。

【制法】取地龙粗粉，按渗漉法，用25%乙醇湿润2小时后，以25%乙醇为溶媒，浸渍24小时，以每分钟50毫升/50克之速度渗漉。渗出液达生药之4倍量时，即停止渗漉，将渗出液以60℃减压，回收乙醇，以60℃浓缩成稠膏，测定其含量，加辅料适量，加入0.2%苯甲酸防腐，压制成片即得。每片内含总提取物100毫克，片重0.3克。包装备用。

【用法】口服。每次服1～3片，日服2次。温开水送服。

【功能】解诸热、利小便、通经络。

【主治】伤寒发热，小便不通，中风痫病，耳鸣，耳聋及惊风等症。

【附记】引自曹春林《中药制剂汇编》。屡用效佳。

5. 汇雪散

【组成】升麻、赤芍、葛根、甘草、芦根、牛蒡子、槟榔、川芎、白芷、磁石各20克，蒲黄、苦杏仁、菊花、金银花、荆芥、连翘、防风、薄荷、木通、前胡、竹叶、淡豆豉、蝉蜕、大青叶、枳壳、芫荽各10克，桑叶5克，青蒿40克，朱砂16克，玄明粉200克，滑石、寒水石、石膏各64克，羚羊角2克，犀角4克，冰片8克。

【制法】散剂。取上药上品，配齐称准，共研成细末，过

100 目细罗；或将方中羚羊角、犀角、冰片各另研细粉，再混合和匀，过筛，即成散剂（浅红色），每瓶装 1.5 克。

【用法】 口服。每次服 0.3 克，日服 1～2 次，温开水送服。

【功能】 祛风、清热、解毒。

【主治】 伤寒积热，时疫流行，症见瘾疹不透，天花初起，瘟毒发斑，郁热神昏，狂言乱语。

【附记】 引自《河南省药品标准》。屡用效佳。方中犀角可用 2 倍量的水牛角浓缩粉代替。

6. 补阴化气散

【组成】 熟地 30 克，生地 15 克，当归身 9 克，元参 15 克，柴胡 3 克，麦冬 15 克，陈皮 3 克，白芍、炙甘草各 4.5 克，淡豆豉 6 克，僵蚕 3 克。

【制法】 散剂。上药取上品，配齐称准，共研为粗末，备用。

【用法】 口服。每日 1 剂，上药布包水煎服，日服 2～3 次。

【功能】 理阴透邪。

【主治】 伤寒时疫，屡汗不解，阴精大耗，或妇女产后，热入血室，症见身热无汗，午后尤甚，神昏谵语，循衣摸床，大渴不止，舌黑齿燥，脉洪大滑数，按之而空者。

【附记】 引自《中国当代中医名人志》。本方是郭温润老中医验方。

本方乃求汗于阴，生气于精，从阴引阳，水中取火之法，故用之效佳。

7. 二归还魂散

【组成】 熟地 15 克，当归 3 克，元参 9 克，茯苓 4.5 克，柴胡2.1克，僵蚕3克，淡豆豉6克，白芍3克，陈皮4.5克，枸杞子2.1克，油桂6.8克，炙甘草2.1克。

【制法】散剂。取上药上品，配齐称准，共研为粗末，备用。

【用法】口服。上药用布包好，水煎服，每日1剂，日服2次。

【功能】引火归元、纳气归肾。

【主治】伤寒时疫，医用清凉，克伐太过，邪热不解，元阳太伤，症见身热如焚，膝胫反寒，喘息痰鸣，口中不渴，昏迷嗜睡，谵语遗溺，脉微细弱者。

【附记】引自《中国当代中医名人志》。本方是郭温润老中医验方。本方乃引火和元，纳气和肾，以阳引阴，火中取水之法，故用之效佳。

8. 走马通圣散

【组成】制麻绒（麻黄去粉）30克，甘草粉15克。

【制法】散剂。将制麻绒打下的粉研细，入甘草粉同研细末，和匀，贮瓶备用。

【用法】口服。成人每次服6克，白开水送下。体弱者酌减。

【功能】发表、驱寒、止痛。

【主治】冬日伤寒初起，症见恶寒发热，无汗，头身疼痛。

【附记】引自《蒲辅周医疗经验》。屡用效佳。蒲氏云："我祖父传此方，据防风通风散而命名为走马通圣散。本方药简价廉，我在农村使用有效。"

9. 脱甲散

【组成】柴胡6克，当归、白茯苓各9克，龙胆草、人参、知母各6克，炙甘草12克，川芎6克。

【制法】散剂。取上药上品，配齐称准，共研为细末，贮瓶备用。

【用法】口服。每取本散3克，加清水一小杯，连须葱白1个，煎至一半，不拘时温服。此为3岁以下剂量，年龄大者酌加。

【功能】表里双解、攻补兼施、散热救里。

【主治】小儿伤寒体热，头目昏沉，不思饮食，挟惊挟食，寒热，大小便闭涩，或赤或白，烦躁作渴，冷汗妄流，挟积伤滞，膈满胀急，青黄体瘦，日夜大热，以及伤风，伤寒，伤暑，惊痫，筋骨肾脏疳气等，并宜服之。

【附记】引自明代鲁伯嗣《婴童百问》。屡用效佳。本方表里双解，攻补兼施，表虚令汗不妄行，里热令气不闭结，外即通关，内即开渠，通关流行经络，开渠不壅脏腑，凡热在表里之间，施之无不立验。

10. 康复散

【组成】高丽参15克，熟地30克，山萸肉15克，上安桂3克，蛤蚧尾1对，白术15克，五味子6克，仙鹤草、煅牡蛎各30克，大寸冬、杭白芍各15克。

【制法】散剂。取上药上品，配齐称准，共研极细末，贮瓶备用。

【用法】口服。每日服2次，早、晚各服9克，用白开水加蜂蜜少许送服。

【功能】益气纳气、滋阴降火。

【主治】伤寒重病之后，时心动悸，短气难以平卧，舌红，脉细数。

【附记】引自朱良春《章次公医案》。屡用效佳。本症不仅伤寒，凡一切重病之后，一方面气血受损，血不营心，以致心悸怔忡；一方面肾阳亏耗，以致虚火上炎面舌红，脉细数，肾不纳气而短气难以平卧。方中参蛤同用名“参蛤散”，对于肾不纳气之气喘有显著疗效；配以地黄、牡蛎、五味子等大滋肾阴、摄纳肾气，参、麦、味三药为“生脉”，可益心营，补心阴；稍用肉桂以引火归元，温中而不堵满且不腻，故用之效佳。

11. 桂苓甘露散

【组成】茯苓30克，炙甘草60克，白术15克，泽泻30克，桂心15克，石膏、寒水石各60克，滑石120克，猪苓15克。

【制法】散剂。取上药上品，配齐称准，共研为极细末，贮瓶备用。

【用法】口服。每次服9克（小儿服3克），日服3次，用温开水冲服。如用生姜煎汤冲服尤佳。

【功能】清热、健脾、利水。

【主治】伤寒，中暑，冒风，内伤饮食，湿热内甚，症见头痛，口干，吐泻烦渴，喜冷饮，小便赤涩，大便急痛，湿热霍乱吐下，腹满痛闷及小儿吐泻，惊风。

【附记】引自金代刘元素《黄帝素问宣明论方》。本方主治之证甚多，凡内伤饮食，湿热内甚所引起的伤寒，中暑，冒风，霍乱，胃肠炎及小儿吐泻，惊风，用之皆验。

12. 青龙膏

【组成】白花蛇（不蛀者）180克，狗脊、天麻各30克。

【制法】膏滋。先将白花蛇用白酒煮，去皮骨，置新土瓦上焙干，取肉30克，烘干，与狗脊、天麻同研细末，贮瓶备用。

用银盂子盛无灰酒3升，入上药，重汤煮稠如膏，用银匙拌匀，再取生姜15克，细磨取汁同熬成膏，瓷罐收藏。

【用法】口服。每次服半汤匙，用好酒半盏搅匀服，或汤亦可，食前服之极佳。每日服2次。

【功能】驱风通络、温经散寒、调和营卫。

【主治】营卫不和，阳少阴复，手脚举动不快。

【附记】引自宋代朱佐《类编朱氏集验医方》。屡用神效。

13. 硼石散

【组成】硼砂1克，煅石膏10克，滑石30克，青黛1克，冰片0.5克。

【制法】散剂。取上药上品，配齐称准。先将前4味药共研细末，再入冰片同研和匀，瓶装密贮，备外用。

【用法】外用。每取本散适量扑身，每日3次，以脓痦干枯收敛为度。

【功能】清泄透解、收敛白痦。

【主治】湿温，症见胸、腹、胁等处发白痦。

【附记】引自张奇文《幼科条辨》张吉人方。本方若与内治方药同用，内外并治，效果尤佳。

14. 阴阳散

【组成】麻黄48克，绿豆粉6克，川芎、白芷、石膏、生甘草、紫苏叶各3克。

【制法】散剂。取上药上品，配齐称准。上药共研细末，贮瓶备用。

【用法】 口服。每次服 3 克，凉开水调服。饮水二三次，待汗出来方止水，盖被出汗足，以身凉为度。

【功能】 发表、透解。

【主治】 伤寒三五日，或近日，或初觉无汗。

【附记】 引自明代龚廷贤《万病回春》。药后二、三日勿出门见风，食淡饭。屡用有效。

二、温热与瘟疫

温热与瘟疫，看似两证，实则一也。清代《医述》引《景岳全书》云："古人言'温'而不言'瘟'，特所言之'温'与'瘟'相同，则'温'、'瘟'为一病也明矣。……其实皆因四时感'瘟'气而成病耳。"说明温热与瘟疫都是外感四时各种温热疫邪所引起的急性传染性外感热病。古云："五疫之至，皆相染易，无问大小，症状相似。"此之谓也。为病非止一端矣。

病 因

无论温热与瘟疫之邪皆从口鼻而入。不同的是：温热，"温邪上受，首先犯肺，逆传心包"（《温病条辨》）。而瘟疫，"始则匿于膜原，根深蒂固，发时与营卫并交，客邪经由之处，营卫未有不被其伤者。……又瘟邪每有表里分传者，一半向外传，则邪留于肌肉；一半向内传，则邪留于胃家"（《温疫论》）。瘟疫传变，各自不同。其所同者，其邪皆能传胃，故始异而终同也。而温热则是由"卫→气→营→血"的四个传变阶段所构成。

症 状

温热病初起发热，微恶风寒，头痛，咽红或痛，口微渴，咳嗽，脉浮数，继之见壮热恶热汗出而热不退，口渴饮冷，面目红赤，大便燥结，或便脓血，小便短赤，咳痰黄稠，舌苔黄燥，脉数。若邪入营血，则见身热夜甚，烦躁不安，舌质红绛，脉细数，甚至昏迷痉厥，耗血动血，亡阴失水等。且起病急骤，传变迅速。

而瘟疫病起始头眩目胀，或痛或不痛，腰腿酸软，胸闷口渴，凛凛恶寒或有汗或无汗，继而大热，昼夜不退，或午后热炽，渐至潮热谵语，腹满胀痛，舌黑烦躁等。脉洪长滑数者轻，重则脉沉甚则闭绝。

治疗方药

1. 局方紫雪丹

【组成】寒水石、滑石、磁石、生石膏各 144 克，青木香 15 克，玄参 48 克，升麻 48 克，甘草 24 克，芒硝 480 克，硝石 96 克，沉香 15 克，丁香 3 克，羚羊角 15 克，朱砂 9 克，犀角 15 克，麝香 3.75 克，以上 16 味，共重四十四两九钱二分五厘。

【制法】散剂。取上药上品，炮制合格，称量配齐。各药单放，先熬膏：将寒水石、滑石、磁石、石膏等四味碎为小块，加入适量清水，加热煎煮，水量蒸发减少时，续加沸水，约煎十二小时，将煎汁取出过滤，再加入清水煎煮；如此五次后将残渣去掉；又将青木香、玄参、升麻、甘草、沉香、丁香等六味用清水洗净，同寒水石等药汁煎煮，约煮八小时将药汁取出过滤，再续入寒水石等药汁（不够用时，可适量加入清水）继续煎煮；如此五次，残渣取出压榨去掉；将煎汁合并过滤，加热浓缩成稠膏。再粉碎，将朱砂研为极细粉，过罗；羚羊角、犀角分别剉研为细粉，过 100～120 目细罗；麝香、硝石、芒硝分别研为细粉过罗。取稠膏温化，将硝石、芒硝细粉均匀地撒入膏中，并用鲜柳木棒搅拌均匀，成为灰褐色的稠糊，取出，防尘待干，研为细粉，过 100 目细罗。又取朱砂细粉置乳钵内，依次与麝香、羚羊角、犀角细粉研匀，再与上药粉，用套色法，陆续配研，和匀过罗。药粉细腻均匀，颜色一致。装瓶，每瓶重 3 克。将瓶蘸蜡密封，装盒密闭。置室内阴凉干燥处，勿受潮湿。

【用法】口服。每服 1.5 克～3 克，日服 1～2 次，温开水冲服。小儿酌减。

【功能】清心开窍、镇惊安神。

【主治】烦热不解，神昏谵语，发斑发狂及小儿惊风。

孕妇忌服。

【附记】引自《中华人民共和国药典》1963 年版一部。方出自宋代《太平惠民和剂局方》。屡用效佳。

2. 护心至宝丹

【组成】生石膏（捣细）30 克，人参 6 克，犀角 6 克，羚羊角 6 克，朱砂（研细）0.9 克，牛黄（研细）0.3 克。

【制法】先将前 4 味药煎汤一茶盅，后 2 味药研细备用。

【用法】口服。取上述药汤送服朱砂、牛黄细末，1 次顿服。

【功能】清热、解毒、护心。

【主治】瘟疫自肺传心，其人无故自笑，精神恍惚，言语错乱。

【附记】引自近代张锡纯《医学衷中参西录》。屡用效佳。此证属至危之候，非寻常药饵所能疗治。故方中多用珍异之品，借其宝气，以解入心之热毒也。瘟疫之毒未入心者，最忌用犀角。而既入心之后，犀角又为必须之药。故遇是症，用之皆验。

3. 抗热牛黄丸

【组成】牛黄、珍珠、广角、黄连、雄黄、栀子、木香、黄芩、冰片、朱砂各适量。

【制法】蜜丸。取上药上品，炮制合格，称量配齐，共研细末，炼蜜为丸，每丸重 3 克。贮瓶备用。

【用法】口服。每次服 1 丸，日服 1～2 次，温开水送服。3 岁以下小儿酌减。

【功能】清热解毒、镇惊开窍。

【主治】因温病热入心包所致之发热惊痫，神昏谵语。

【附记】引自《集验中成药》。屡用效佳。

4. 万氏牛黄清心丸

【组成】黄连 200 克，黄芩、栀子各 120 克，郁金 80 克，朱砂 60 克，牛黄 10 克。

【制法】取上药上品，炮制合格，称量配齐。共研细末，炼蜜为丸，每丸重 1.5 克。贮瓶备用。

【用法】口服。每次服 2 丸，日服 2～3 次，温开水送服。小儿酌减。

【功能】清热解毒、开窍豁痰、镇惊安神。

【主治】因痰热内闭，热入心包所致之谵语烦躁，高热神昏，四肢抽搐及尿毒症昏迷，肝昏迷，原发性高血压。

孕妇忌服。

【附记】引自《痘疹世医心法》。屡用效佳。本方功效不如安宫牛黄丸与局方至宝丹，故不作急救药使用。上海牛黄清心丸与本方不同，因方中加有全蝎，其熄风定惊之力稍佳，主要用于小儿惊风痰盛、抽搐等症。

5. 牛黄至宝丹

【组成】连翘、生栀子各 80 克，大黄、芒硝、青蒿、陈皮、生石膏各40克，木香、雄黄粉各30克，牛黄1克，冰片20克。

【制法】蜜丸。取上药上品，称量配齐，共研细末，炼蜜为丸，每丸重3克。贮存备用。

【用法】口服。每次服2～4丸，日服2次，温开水送服。

【功能】清瘟退热、解毒通便。

【主治】因热陷心包及痰热内闭所致之神昏不语，头痛眩晕，目赤耳鸣，口燥咽干，面赤腮肿，二便不利，高热惊风，瘟病，中风痰热内闭所致痰盛气粗，痉厥抽搐，以及小儿急惊风。

禁忌辛辣油腻。孕妇忌服。

【附记】引自宋代《太平惠民和剂局方》。屡用效佳。

6. 七雄丸

【组成】草乌芽、诃子、多叶棘豆、茜草、安息香、麝香、朱砂各适量。

【制法】取上药上品，炮制合格，称量配齐，共研细末。糊丸，每10丸重1.4克，贮瓶备用。

【用法】口服。每次服9～13丸，日服2次，温开水送服。

【功能】清热解毒、散瘀开结、通窍止痛。

【主治】温毒热盛，时令瘟疫，肠痧转筋。

孕妇忌服。

【附记】引自《常用中成药手册》。屡用效佳。

7. 时疫丸

【组成】麝香、冰片、毛慈菇、千金子霜、朱砂、五倍子、雄黄、红大戟、牛黄、珍珠、琥珀、寒食面各适量。

【制法】水丸。取上药上品，炮制合格，称量配齐，共研细末，水泛为丸，如梧桐子大。每包重0.6克。贮瓶备用。

【用法】口服。每次服1包（0.6克），日服1次，温开水送服，小儿酌减。

【功能】清瘟解毒、开窍辟秽。

【主治】时疫传染，烦乱狂言，胸膈滞塞，山岚瘴气。

孕妇忌服。

【附记】引自《医方秘典》（内部资料）。屡用有效。

8. 清肝丸

【组成】白檀香、沉香、紫檀香各25克，诃子、白胶香各15克，丁香、白豆蔻、地丁、肉豆蔻、荜茇、麦门冬、生石膏、草果仁、木香、煅甘石、菊花、连翘、栀子各10克，红花15克，木鳖子（制）2克，牛黄0.5克，石榴、北寒水石各15克。

【制法】水丸。取上药上品，炮制合格，称量配齐，共研细末，水泛为丸，每5丸重约1克，贮瓶备用。

【用法】口服。每次服20～25丸，日服2次，温开水送服。小儿酌减或遵医嘱。

【功能】清热解毒。

【主治】温热伤络，肝脾血瘀，症见潮热恶心，久热不退。

【附记】引自《医方秘典》。屡用有效。

9. 时疫清瘟丸

【组成】金银花、连翘、黄芩、栀子各40克，犀角1克，地黄20克，赤芍、大黄、荆芥穗各40克，白芷30克，薄荷20克，防风、天花粉、淡豆豉、六神曲（焦）、麦芽（焦）、山楂（焦）各40克，甘草20克。

【制法】蜜丸。取上药上品，炮制合格，称量配齐，共研细末，炼蜜为丸，每丸重 6 克（含药量 2.4 克）。包装贮存备用。

【用法】口服。每次服 2 丸，日服 2 次，温开水或芦根汤送服。

【功能】清热透表、解瘟散毒。

【主治】风热感冒引起的恶寒壮热，头痛，咽喉肿痛，口干口渴，胃纳不佳，胸满恶心等；还可用于瘟疫血热发斑及瘾疹不出及流行性感冒，急性扁桃体炎，麻疹等。

孕妇忌服。

【附记】引自《医方秘典》（内部资料）。屡用效佳。

10. 局方至宝丹

【组成】水牛角浓缩粉 200 克，牛黄 50 克，玳瑁 100 克，麝香 10 克，朱砂 100 克，雄黄 100 克，琥珀 100 克，安息香 150 克，冰片 10 克。

【制法】蜜丸。取上药上品，称量配齐，共研细末（方中麝香、冰片后入同研细），炼蜜为丸，每丸重 3 克（含药量约 1.8 克）。包装，贮存备用。

【用法】口服，每次服 1 克，日服 1～2 次，温开水送服。3 岁以下小儿遵医嘱。

【功能】清热解毒、化浊开窍、定神。

【主治】热病痰热内闭，症见身热烦躁，痰盛气促，神昏谵语，以及小儿热病惊厥。

孕妇慎服。

【附记】引自宋代《太平惠民和剂局方》。原方中犀角以水牛角浓缩粉代替，效果亦佳。

11. 青蒿鳖甲片

【组成】青蒿 6 克，鳖甲 15 克，生地黄 12 克，知母 6 克，牡丹皮 9 克。

【制法】片剂。取上药上品，称量配齐，共研细末，机压制片，每片重 0.45 克，相当于原方生药 1.5 克，备用。

【用法】口服。每次服 4～6 片，日服 3 次，温开水送服。

【功能】养阴清热。

【主治】温病后期，症见夜热早凉，热退无汗。

【附记】引自《重庆市中药成药制剂标准》。屡用效佳。

12. 清瘟止痛丸

【组成】诃子 20 克，石菖蒲、制草乌、五灵脂、方海、安息香、木香、翻白草各 10 克，红花、白刀豆各 20 克，石膏、白胶香各 10 克，牛黄 2.5 克，银朱 5 克。

【制法】糊丸。取上药上品，称量配齐，共研细末，糊丸，每 5 丸重 1 克。贮瓶备用。

【用法】口服。每次服 9～13 丸，日服 2 次或遵医嘱，温开水送服。

【功能】清瘟解热，消肿止痛。

【主治】瘟热瘀滞，症见紫斑结节，胸胁刺痛，咽喉肿痛。孕妇忌服。

【附记】引自《医方秘典》（内部资料）。屡用效佳。

13. 银解片

【组成】金银花 50 克，甘草 25 克，荆芥穗 20 克，淡豆豉 25

克，板蓝根30克，淡竹叶20克，蒲公英50克，薄荷脑0.6克，桔梗30克。

【制法】片剂。取上药上品，称量配齐，共研细末，按要求制成片剂，每片重0.6克，贮存备用。

【用法】口服。每次服2片，日服2次，温开水送服。

【功能】辛凉解表。

【主治】温病初期，憎寒发热，头痛咳嗽，咽喉肿痛。

【附记】引自《医方秘典》（内部资料）。屡用效佳。

14. 避瘟丹

【组成】麝香、沉香、檀香、降香、苏合香油各45克，冰片、细辛、肉桂各30克，丁香60克，苍术69克，山慈菇、大戟、千金子霜、卫茅各90克，麻黄、天麻、雌黄、硼砂、腰黄各96克，大黄120克，朱砂（飞）180克，五倍子（去毛，漂）90克。

【制法】片剂。取上药上品，称量配齐，共研细末（方中麝香、冰片后入同研细），按要求制成片剂，每片重0.44克，每袋装4片，备用。

【用法】口服。每次服2～4片，温开水送服。小儿减半。

【功能】辟秽开窍、止吐止泻。

【主治】时行痧疫，症见头胀眼花，胸闷作恶，腹痛吐泻，手足厥冷，或受山岚瘴气，水土不服。又用于一般呕吐亦有较好疗效。

孕妇忌服。

【附记】引自《医方秘典》（内部资料）。屡用效佳。

15. 香壳散

【组成】制香附9克，炒枳壳6克，藏红花1.5克，当归尾9克，炒青皮、新会皮（即柑皮）、台乌药、赤芍、醋炒莪术各3克，炙甘草1.5克。

【制法】散剂。取上药上品，称量配齐，共研细末，贮瓶备用。

【用法】口服。每取本散15克，水煎去渣，冲童便半盏，空心温服。日服1～2次。

【功能】理气消瘀、化痰通闭。

【主治】血厥（温热夹蓄血），症见胁痛，少腹痛，手不可按，甚至昏迷不省，少顷复苏，大便或秘或黑。

【加减】病势极重者，加白薇15克，炒元胡4.5克，炒山甲3克。用原桃仁15克，青糖15克，陈酒1瓢，加水四碗煎水成两碗，代水煎汤。

【附记】引自孙纯一《温病述要》。凡上症之轻者用本方即效，若重症则以代抵当丸，或犀角地黄汤加炮山甲3克，则效。

16. 杜察膏

【组成】老枇杷叶（刷去毛，净绵包，浓煎去渣）56片，红莲子（煮熬，去衣芯，连原药研成膏）120克，雅梨汁1饭碗，藕节汁（梨藕渣均与枇杷叶同煎）1茶杯，大红枣（煮熟去皮核，连原汁汤研成膏）240克，炼白蜜、川贝母各30克，生苡仁（上2味并去芯，煮熟，连原汤研成膏）120克。

【制法】膏剂。上药同入锅内熬稠，入瓷瓶重汤，煮一炷香（约1小时半），备用。冬日可多制，夏日须逐日小料。

【用法】口服。每取一汤匙，以开水调服，日服 3～5 次。

【功能】滋阴降火、化痰止咳。

【主治】骨蒸痨热，症见腰酸，肢软，羸瘦，遗泻，咳痰，吐血，以及一切阴虚火动之证。

【附记】引自孙纯一《温病述要》。此药膏药味清和，久服无弊。凡温病瘥后，阴虚未复，本证时见，若不及时调治，终成痨瘵。如用本膏调治，坚持服用，屡收奇效。

17. 集灵膏

【组成】天门冬、麦门冬、生地黄、熟地黄各 300 克，党参、甘枸杞子各 180 克，怀牛膝 120 克，冰糖 500 克。

【制法】膏滋。取上药上品，称量配齐。先将前 7 味药加清水（适量）煎 3 次，滤渣，取三汁混合，浓缩，入冰糖溶化拌匀，熬制成膏，瓷罐收贮备用。

【用法】口服。每次服 1～2 汤匙，以开水化服，每日服 3 次。同时配服贞元饮（大熟地 24 克，当归身、炙甘草各 6 克），水煎服，日服 2～3 次。

【功能】峻滋肝肾。

【主治】凡少年气弱倦怠，津液亏少，虚火上炎，体弱，咳嗽者；温热瘥后声颤无力，语不接续，似塞非塞，阴气大虚，元气无根者急宜服之。前者单用本方，后者合贞元饮服之。

【加减】血虚便难，加当归身 120 克；脾弱便溏，加白术 240 克；带下、遗精，去牛膝，加川黄柏、砂仁各 30 克；大便易滑，亦去牛膝，加炒扁豆、炒苡仁各 500 克。

【附记】引自孙纯一《温病述要》。屡用皆验。

18. 薛生白雄黄牙硝散

【组成】 雄黄（透明者佳，研细）30 克，芒硝（取真牙硝研提净）110 克。

【制法】 散剂。取上药上品，称量配齐。上二味先以雄黄末入大铜勺内，另取净芒硝慢火熔化，急急倾入大铜勺内，用桃枝搅转即成水矣。再倾入瓷盘内，微侧其盘，则清者聚于一处，候凝定，刮取清者研细，去粗者不用。

【用法】 口服。用陈雪水 10 碗，内取 1 碗煎木通 3 克，通草 6 克，倾入 9 碗冷水内；又将犀角 2.7 克，剉细末，均分各碗内，再将硝制雄黄少许入碗内，冷服，时时进之。能二三日服完。

【功能】 清热解毒、清心开窍。

【主治】 凡遇温病，湿温其邪由胃络入心包之风温证，症见热渴烦闷，昏愦不知人，不语如尸厥，脉数者。

【附记】 引自孙纯一《温病述要》。服药后必吐清痰而愈，十中能救七八也。

19. 肘后黑膏

【组成】 鲜生地 60 克，淡豆豉 15 克，猪板油（净猪油）15 克，腰黄（即雄黄）（冲入）0.9 克，麝香（冲入）0.3 克。

【制法】 膏滋。先将生地、淡豆豉加清水煎 3 次，滤渣，取三汁混合，浓缩，入猪油拌匀，再熬，离火待冷，再入腰黄、麝香搅拌成膏，贮罐备用。

【用法】 口服。每服适量，日服 2～3 次。

【功能】 凉血清热、解毒祛斑。

【主治】温毒血热发斑。

【附记】引自孙纯一《温病述要》。凡上症即时服之，可使毒从中出则愈也。屡用皆效。

20. 备急黑奴丸

【组成】釜底墨30克，梁上尘60克，灶突墨30克，麻黄90克，生锦纹6克，元胡粉30克，青子芩30克。

【制法】蜜丸。取上药上品，共研细末，炼蜜为丸如弹子大，收贮备用。

【用法】口服。凡遇此症急服此丸以救之。取丸药一粒，新汲井水磨汁一盏服之。服后若渴者，但少与井华水而频饮之，须臾当寒，寒已便汗，则解。服后二时（即四个钟点）不觉者，更服一丸。

【功能】发汗泄热、表里双解。

【主治】温毒血热发斑而赤斑者，五死一生；黑斑者，九死一生。宜急服本丸以救之。

【附记】引自孙纯一《温病述要》。屡用有效。此丸亦治病六日，胸中常大热，口噤，名坏病，医所不疗者，服之多瘥也。

21. 紫菀散

【组成】紫菀茸、潞党参各60克，麦门冬、桔梗、茯苓、阿胶、川贝母各30克，五味子、炙甘草各15克。

【制法】散剂。取上药上品，称量配齐，共研极细末，贮瓶备用。

【用法】口服。每次服12～15克，用布包之，水煎服。日服2次。

【功能】益气养阴。

【主治】温热成痨。

【附记】引自孙纯一《温病述要》。屡用皆效。

22. 导赤散

【组成】黄连、麦门冬、清半夏、地骨皮、茯神、赤芍、木通、生地、黄芩各30克，炙甘草15克。

【制法】散剂。取上药上品，称量配齐，共研为粗末，和匀备用。

【用法】口服。每次服12克，加清水60～100毫升，生姜5片，煎至八分，去渣，温服。不拘时服。

【功能】清心泻火、凉血安神。

【主治】心脏实热，症见口干烦渴，或口舌生疮，惊怖不安。

【附记】引自宋代严用和《济生方》。屡用神效。

23. 张氏人马平安散

【组成】雄黄（水飞）、朱砂（水飞）、冰片、麝香各1.5克，焰硝3克。

【制法】散剂。取上药上品，称量配齐。共研极细末，瓷瓶收贮，勿泄气。

【用法】外用。每用本散少许，点目大眦中，男左女右。用此散点目入时疫患者家，则不沾染。

【功能】解毒、通窍、辟疫。

【主治】时疫，毒气，臭毒，痧胀腹痛，并治六畜瘟。

【附记】引自清代张璐《张氏医通》。凡上证用之多效。平人用之可免染此疾。治六畜瘟，亦点眼大眦，效。

三、细菌性痢疾

细菌性痢疾，属中医“痢疾”范畴，是一种由痢疾杆菌引起，以结肠弥漫性炎症为主要病变的急性肠道传染病，简称“菌痢”，以夏秋季节为多见。

病 因

现代医学认为，本病病原体是痢疾杆菌，传染源是急慢性病人及带菌者，病菌由大便排出，通过污染的手、水、食物、绳和用具经口传染所致。大便检查有红细胞、脓细胞，经粪便培养，检出痢疾杆菌即为“细菌性痢疾”。

中医认为，根据临床表现，该病虽有“赤痢”、“白痢”、“赤白痢”之分，皆是湿热为患，或兼暑温疫毒。多因饮食不节、不洁，过食生冷肥甘，脾胃受损，湿热疫毒之邪乘机侵入胃肠，腑气壅阻，传导失司，湿热熏蒸，气血凝滞，化为脓血所致。若热毒炽盛，蒙蔽心包，引动肝风则为疫毒痢；若浊气上攻，胃失和降而成噤口痢；迁延日久，正虚邪恋，时发时作则为休息痢；虽有虚寒，然必素体虚弱，痢下过久，凉泄太过，由湿热转化为虚寒，此系痢久脾肾阳虚，湿以寒化之故也，故又可见虚寒痢。需注意，痢疾初起，断无虚寒。

症 状

阵发性腹痛，腹泻，大便初时为糊状或水样，继而转为黏液脓血便，里急后重，同时伴有发热，恶心，全身不适等中毒症状。轻者仅有低热，腹痛，腹泻，大便一日3～5次，少有黏液，里急后重不明显；重者可见血压低，四肢厥冷，脱水等症状。又根据赤白黏液情况，以赤多为“赤痢”，白多为“白痢”，赤白相兼为“赤白痢”。若在腹泻前出现高热惊厥昏迷称为中毒性痢疾。又下痢稀白黏液，且有腥臭气味，虽有里急后重而不甚明显者，脉象细弱，此属虚寒痢。

治疗方药

1. 白蔹散

【组成】白蔹地下块根适量。

【制法】胶囊。将上药晒干，研为细末，装入胶囊，每粒装粉末0.3克，压板备用。

【用法】口服。每次服6粒，日服2次，温开水送服。

【功能】解毒消痈、泻火散结。

【主治】急慢性细菌性痢疾。

【附记】引自胡熙明《中国中医秘方大全》。宁俊华用本方治疗急性菌痢116例，痊愈106例，好转6例，无效4例，总有效率96.55%；治疗慢性菌痢24例，痊愈17例，好转5例，无效2例，总有效率91.67%。

2. 黑虎丹

【组成】雄黑豆(即黑大豆)、猪胆汁、麝香。

【制法】胶囊。上药剂量酌定。共研细末，装入胶囊，每粒胶囊装药末0.3克，压板备用。

【用法】口服。每次服3～4粒，日服3次，温开水送服。

【功能】清肠通便、健脾消食。

【主治】湿热痢（细菌性痢疾）。

孕妇忌服。

【附记】引自胡熙明《中国中医秘方大全》余志鼎方。屡用效佳。

3. 菌痢散

【组成】白头翁、败酱草、秦皮、川黄连各6克，赤芍5克，生甘草4克。

【制法】散剂。取上药上品，称量配齐，共研极细末，装瓶密闭备用。

【用法】口服。每次服2克，以红糖水送服。日服1～2次。

【功能】清热利湿、凉血解毒。

【主治】小儿细菌性痢疾。

【附记】引自《集验百病良方》。用本方治疗小儿菌痢114例，经用药2～5天后，痊愈107例，显效7例，总有效率达100%。

本方用治成人急性菌痢，效果亦佳。但每次以服5～6克为宜。

4. 黄白散

【组成】白薮、地锦草、黄连、黄芩、广木香、葛根各10克。

【制法】胶囊。取上药上品，称量配齐，共研极细末，装入胶囊，每粒装药末0.3克。压板备用。

【用法】口服。每次服3～4粒，日服2～3次，以红糖水或温开水送服。成人剂量酌增。

【功能】清热解毒、祛风燥湿、理气止痛。

【主治】细菌性痢疾。

【附记】引自《集验百病良方》。用治小儿菌痢150例，经用药3～7天后，均获痊愈。

5. 参附苦参丸

【组成】苦参60克，白头翁30克，川黄连30克，秦皮30克，禹余粮30克，赤石脂60克，附片30克，吴茱萸30克，云苓块30克，于术30克，浸苍术30克，椿皮炭30克，干姜30克，血余炭30克，煨肉果（即肉豆蔻）30克，党参90克，破故纸30克，五味子30克，黄柏30克，石榴皮30克，朱茯神30克，薏仁（炒）60克，炒银花30克，苦桔梗30克，炙甘草30克。

【制法】糊丸。取上药上品，称量配齐，共研细末，以怀山药500克打糊为丸，如梧桐子大。晒干贮瓶备用。

【用法】口服。每日早、晚各服10克，白开水送下。

【功能】清热利湿、温补脾肾。

【主治】久痢滑脱（证属虚寒，湿热未净型）。

【附记】引自《施今墨临床经验集》。久痢则气血亏损，元气耗伤，治之较难。证属本虚标实，治宜温补与清利并用，兼收补虚泻实之功，故用之颇验。

6. 加味戊己丸

【组成】木香、黄连、白芍药、吴茱萸各120克。

【制法】水丸。取上药上品，称量配齐，共研细末，水泛为小丸，60克袋装。备用。

【用法】口服。每次服3～4.5克，日服1～2次，吞服，温开水送下。

【功能】清化湿热、治痢止痛。

【主治】湿热泻痢，腹痛，或有呕吐者。

本方主要用于因湿热引起的痢疾、腹泻，也可治疗脾胃湿阻，气滞呕吐的病症。

【附记】引自《集验中成药》。屡用神效。

7. 抗泻痢片

【组成】桃木叶适量。

【制法】片剂。将上药洗净，晒干，研为细末，按要求制成片剂，每片含生药0.5克。50片瓶装，备用。

【用法】口服。每次服5片，日服3～4次，饭后服（一般服1～2瓶为1疗程）。

【功能】抗菌、消炎、止泻。

【主治】急慢性细菌性痢疾，肠炎以及各种原因引起的腹泻。

【附记】引自叶显纯《常用中成药》。方中桃木叶有较强和较广的抗菌作用，对痢疾杆菌、大肠杆菌的抗菌作用明显。所以临床用治急慢性细菌性痢疾、肠炎以及各种原因引起的腹泻，都有良好的功效。

8. 复方地锦片

【组成】地锦草、辣蓼各520克，车前草170克。

【制法】片剂。取上药上品，洗净晒干，称量配齐，共研细末，按要求制成片剂，每片含生药1.2克，分50片瓶装，备用。

【用法】口服。每次服3～6片，日服3次，吞服，温开水送下。首次服量加倍。

【功能】清热化湿、止泻治痢。

【主治】细菌性痢疾，肠炎等。

【附记】引自叶显纯《常用中成药》。本方对于湿热腹泻、痢疾具有一定的疗效。

【附】复方地锦糖浆：地锦草、辣蓼各312克，车前草104克。糖浆剂，100毫升瓶装，每瓶约含生药73克。口服。每次服5～10毫升，一日服3次。此剂型便于儿童服用，功能与主治与片剂相同。

9. 抗炎灵片

【组成】一见喜适量。

【制法】片剂。取上药上品，洗净晒干。按要求制成片剂，每片含生药2克。分24片，50片塑料袋装。备用。

【用法】口服。每次服4～6片，日服4次，吞服，温开水送下。

【功能】抗菌、消炎。

【主治】细菌性痢疾，慢性、迁延性肝炎，尿路感染，急性扁桃体炎，咽喉炎，结肠炎，慢性肠炎以及汤火烫伤等病。

【附记】引自叶显纯《常用中成药》。

方中一见喜，又名榄核莲、穿心莲。对痢疾杆菌、绿脓杆菌、金黄色葡萄球菌都有一定的抗菌作用，且抗菌消炎作用很好，尤其对急性感染的炎症较为适宜。

10. 香连丸

【组成】黄连（去芦用）60克，吴茱萸30克，木香（不见火）

15 克。

【制法】 糊丸。将黄连、吴茱萸两味同浸炒，炒至赤色，去吴茱萸，然后与木香研为细末，醋糊为丸如梧桐子大，贮瓶备用。

【用法】 口服。每次服 6 克，空腹时米汤送下。隔 4 小时服 1 次，一般服 3 次即愈。

【功能】 清热化湿、理气止痛。

【主治】 赤白痢疾，脓血相杂，里急后重。

【附记】 引自元代朱丹溪《丹溪心法》。屡用效佳。

又一香连丸，但用量有异，即黄连 120 克，木香 60 克，吴茱萸 45 克。先将黄连用鲜姜 30 克取汁浸透晒干，再用黄酒半斤泡浸晒干；然后加入吴茱萸、木香两味与黄连共研细末，神曲面糊为丸如绿豆粒大，晾干备用。一岁至三岁，每服 3 克；四岁至六岁，每服 4.5 克；七岁至十二岁，每服 6 克；十三岁至十八岁，每服 7.5 克；十八岁以上者每服 9 克。以上俱是日服 2 次，早、晚空腹时米汤或温开水送下。屡用效佳。

11. 痢疾丸（一）

【组成】 黄连、干姜、吴茱萸、木香、黄柏、草纸炭、粉甘草、朱砂各等分。

【制法】 水丸。先将黄连、干姜、吴茱萸用黄酒 60 毫升浸泡 3 小时，煮干（不要炒焦，以免影响药力），然后与诸药共研细末备用，或水泛为丸如米粒大，用朱砂、粉草面为衣。备用。

【用法】 口服。成人每次服 3 克，小儿酌减。日服 2 次，空腹时用红糖水送服。

【功能】 清热化湿、温中散寒、理气止痛。

【主治】 红白痢疾，久治不愈。

忌食生冷、荤、辣等食物。

【附记】引自《十万金方》（痢疾）刘宝善方。屡用效佳。一般服此方一料即愈。

12. 香连止痢散

【组成】木香 60 克，黄连 60 克，厚朴 15 克，当归 30 克，枳实 15 克，陈皮 30 克，青皮（醋炒）30 克，白芍 30 克。

【制法】散剂。取上药上品，称量配齐，共研极细末，贮瓶备用。

【用法】口服。成人每次服 3 克，小儿酌减。白痢用红糖水、红痢用白糖水送服，日服 2～3 次，空腹服。

【功能】清热活血、理气止痢。

【主治】红白痢疾，症见里急后重，脓血夹杂，腹痛等。

【附记】引自《十万金方》（痢疾）孙锡九祖传秘方。屡用效佳，一般连服 3～6 日即愈。若方中黄连用量加至 90～120 克，效果尤佳。又单取黄连一味，研细末或浸膏，或加胡黄连等量，或用黄连素。每次服 0.1～1 克，每日服 2 次。用治细菌性痢疾，治愈率达 100％。

13. 痢疾散（一）

【组成】槟榔、木香、大黄、黑白丑各 9 克，山楂 12 克。

【制法】散剂。上药共研细末，贮瓶备用。

【用法】口服。每次服 9 克，每日早、晚各服 1 次，白痢用红糖水、红痢用白糖水送服。

【功能】消食导滞。

【主治】一般痢疾，初起外无表证，内无湿热，病势较轻者

（食滞停积型）。

【附记】引自《集验百病良方》钟文义方。屡用效佳。若湿热并盛，病情较重，则非本方所宜。

14. 赤白痢效丸

【组成】黄连120克，吴茱萸60克，陈皮9克，枳壳9克。

【制法】丸剂。取上药上品，称量配齐，共研细末，水泛为丸，如绿豆粒大，贮瓶备用。

【用法】口服。每次服9克，小儿酌减，四小时服1次，温开水送服。

【功能】清热化湿、理气止痛。

【主治】赤白痢疾、里急后重。

【附记】引自《十万金方》（痢疾）李如松方。本方系根据茱连丸（散）加味而成。屡用效佳。一般轻者服三日，重者服六日，即获痊愈。

15. 神效痢疾丸

【组成】滑石、黄连各90克，木香30克，粉甘草30克。赤痢加地榆炭15克，白痢加干姜15克。

【制法】水丸。取上药上品，称量配齐，共研细末，水泛为丸如梧桐子大。贮瓶备用。

【用法】口服。每次服9克，小儿酌减。每四小时服1次，白开水送服。

【功能】清热利湿、理气止痛，或佐凉血或温中散寒。

【主治】急慢性细菌性痢疾。

【附记】引自《临床验方集》笔者祖传秘方。屡用效佳。一般轻症服3日，重症服6日即获痊愈。治愈率达98%以上。

16. 香参散

【组成】苦参18克，木香12克，生甘草15克。

【制法】散剂。取上药上品，称量配齐，共研极细末，贮瓶备用。

【用法】口服。成人每次服6～9克，日服2次。小儿按岁数定量：一岁以下者，每次服0.2～0.4克；一至四岁者，每次服0.4～0.5克；五至九岁者，每次服0.6～1克；十岁以上者，每次服1～2克。与饭捣为丸亦可，每丸重9克，日服3次。红痢用炙甘草汤送下；白痢用姜汤送下；红白相兼用米汤送下；噤口痢用砂仁1.2克，莲肉（去心）3克煎汤送下；若水泻用猪苓、泽泻煎汤送下。

【功能】清热利湿、理气止痛。

【主治】久痢（或赤或白，或赤白相兼）和噤口痢。

【附记】引自清代《沈氏尊生书》。本方木香、苦参为一气一血之品，两者并用，气血兼治，红白痢自解。加之随证加用引药，故用之效佳。

17. 阴阳二极丹

【组成】硫黄（炙）30克，胡椒15克。

【制法】蜡丸。将上药共研为细末，另以黄蜡化开为丸，如梧桐子大，贮瓶备用。

【用法】口服。每次服4～5丸，日服1次，白开水送下。

【功能】温补脾肾、收涩止泻。

【主治】虚寒性痢疾，阴寒腹痛及久痢滑泻，或妇人血寒腹痛。

【附记】引自《十万金方》（痢疾）赵福祥祖传五世秘方。方中三味溶化合丸，有暖寒、止泻、收涩作用，故用之屡收良效。

18. 肉蔻固肠丸

【组成】肉豆蔻、木香、赤石脂、砂仁、厚朴、干姜各等分。

【制法】蜜丸。取上药上品，称量配齐，共研细末，炼蜜为丸，每丸重 9 克，晾干贮瓶备用。

【用法】口服。每日早、晚各服 1 丸，白开水送下。空腹服。

【功能】理脾暖胃、下气调中、固涩止痢。

【主治】脾胃虚弱，慢性久痢（虚寒型）。

凡肠内有积滞或泻痢初起者，忌用本方。

【附记】引自《十万金方》（痢疾）于子永经验方。用治脾胃虚寒性痢疾，效果颇佳。

19. 止痢丹

【组成】椿白皮 120 克，木香、黄连各 6 克。

【制法】蜜丸。取上药上品，称量配齐，共研细末，炼蜜为丸，每丸重 9 克，贮存备用。

【用法】口服。每日早、晚空腹时服用，每服 1 丸，白温开水送下。

【功能】清热凉血、理气止痛。

【主治】痢疾，症见便血、腹痛、里急后重等。

本方以痢疾日久，里无积滞的患者为宜，且用之效佳，一般用 3～4 天即愈。若新痢体实或瘀热积滞停留者忌用。

【附记】引自《集验百病良方》。

20. 赤痢散

【组成】侧柏叶（炒黄）、山楂（炒焦）各等分。另用蜜炙椿白皮6克。

【制法】散剂。取上药上品，称量配齐，共研细末，贮瓶备用。

【用法】口服。每次服9克，日服2次，早、晚空腹时用椿白皮煎汤冲服。

【功能】收敛止痢、凉血止血。

【主治】赤痢，便血。

【附记】引自《集验百病良方》。屡用效佳，一般服两料可愈。此方对于赤痢内热不盛及肠风便血的患者颇宜。若系里热炽盛，口渴喜饮，痢下红多白少，肛门灼热，小便赤涩，则不宜用之。

21. 参香丸

【组成】苦参90克，木香30克。

【制法】水丸。取上药上品，称量配齐，晒干（不见火），共研细末，水泛为丸如梧桐子大。贮瓶备用。

【用法】口服。每次服6克，小儿酌减。白痢用陈皮9克，甘草3克，红痢用阿胶9克，甘草3克，蒲公英15克，煎汤送下。服药后多喝白开水。亦可改成汤剂，分量适当减小，其效更佳。

【功能】清热燥湿、理气止痛。

【主治】暑热疫痢，症见红多白少，腹痛下迫。

【附记】引自《十万金方》（痢疾）韩佩昌家传方。方中苦参，味苦性寒，苦能燥湿，寒可泄热，适用于赤痢发热腹痛。配以木香芳香理气，更相得益彰，所以用治腹痛，窘迫，痢下红多白少者，效果颇佳。

22. 香参丸

【组成】 苦参 1000～1200 克，广木香 600 克，生甘草 150 克。

【制法】 水丸。取上药上品，称量配齐，共研细末，水泛为丸如梧桐子大，晾干，贮瓶备用。

【用法】 口服。每次服 6.5 克，日服 3 次，空腹时用温开水送下。小儿酌减。

【功能】 清热解毒、行气止痛、温中和胃。

【主治】 血痢，热痢（细菌性痢疾）。

【附记】 引自胡熙明《中国中医秘方大全》张若帆方。用此方治疗细菌性痢疾，疗效颇佳，治愈率达 90％以上。

23. 一味止痢片

【组成】 算盘子或根块适量。

【制法】 片剂。取算盘子成熟果实或根块，晒干或焙干，研成细末，压制成片，每片含生药 0.5 克，贮瓶备用。

【用法】 口服。每次服 4 克（8 片），日服 3 次。小儿酌减。空腹时用温开水送下，3 天为 1 疗程。

【功能】 活血散瘀、消肿解毒。

【主治】 肠炎，痢疾。

【附记】 引自《集验百病良方》。笔者用本方治疗急性菌痢 200 例，治愈 195 例，治愈率为 97.5％。

24. 一粒封脐丹

【组成】雄黄（醋煮研）3克，朱砂（研面为衣）1.5克，麝香（研细）0.15克，巴豆（醋煮研）10粒，半夏（醋煮研）3克，丁香（醋煮研）3克。

【制法】酒丸。取上药上品，称量配齐，共研细末，和匀，酒糊为丸，如豆大。贮瓶备用。

【用法】外用。先以茶汁润脐，纳丸一粒于脐窝内，上盖膏药，每日或隔日换药1次。

【功能】清热解毒、温通导滞。

【主治】痢疾，水泻。

【附记】引自《外治汇要》。屡用效佳。若配合内治方药，则效果更佳。

25. 奇效丹

【组成】樗根白皮500克，滑石粉120克。

【制法】水丸。将樗根白皮轧为细面，水泛为丸如梧桐子大，滑石为衣，阴干。贮瓶备用。

【用法】口服。成人每次服9克，小儿酌减。每日早晨空腹服1次，小米汤送下。一般服三四次即愈。

【功能】燥湿清热、涩肠固下。

【主治】红白痢疾，肠风下血及泻下浊滞、带下、滑精梦遗者。

【附记】引自《集验百病良方》。

椿树与樗树大致相类，香者名椿，臭者名樗。其根皮皆可药用，效用相同，有燥湿清热、涩肠固下之功。且二者涩利小异。

一般血分受病不足者用椿皮，气分受病有郁者用樗皮。因此，凡由湿热所致的泻痢、浊滞、带下、滑精梦遗等症，皆可使用，而且疗效显著。

26. 荡痢平片

【组成】川黄连6克，广木香4.7克，白头翁9克，秦皮6克，山楂炭9克，川厚朴4.7克，血余炭9克，藿香梗4.7克，车前子9克，谷芽炭9克，麦芽炭9克。

【制法】片剂。取上药上品，称量配齐，共研细末，按要求制成片剂，每片0.3克，贮瓶备用。

【用法】口服。小儿一日总量，一岁4片，三岁9片，六岁12片。用于成人，每次服4～6片，日服2～3片，温开水送下，空腹时服。

【功能】清湿热、止热痢、消导疏滞。

【主治】急性细菌性痢疾，症见泻脓血便或深绿色黏液便，腹痛下坠，大便次数多而量少，身热或不热，食欲不振，或呕吐者。

【附记】引自《何世英儿科医案》。临床屡用，疗效显著。对一般菌痢可不用抗菌素，单服本药疗效也显著。

27. 香连片

【组成】川黄连30克，广木香（细粉）10克。

【制法】片剂。先取川黄连按渗漉法，用45%乙醇湿润，浸渍后，以每分钟1～3毫升之速度渗漉，直至有效成分完全渗出，将渗滤液蒸发，使成糖浆状，加广木香粉制成颗粒压制成片（必要时可加淀粉或其他稀释、矫味剂），备用。

【用法】口服。每次服4片（即1.3克），日服2～3次，于空腹时以温开水送下。小儿酌减。

【功能】消炎止痢。

【主治】细菌性痢疾。

【附记】引自曹春林《中药制剂汇编》。屡用效佳。本方也可制成散剂服用。

28. 复方黄柏片

【组成】盐酸小檗碱406克，木香有效成分42克，吴茱萸挥发油1毫升，吴茱萸生物碱（粗）5克，白芍浸膏186克，淀粉880克，黏合剂适量，润滑油适量，以10000片计量，片重0.15克。

【制法】（一）单味药的提取

1. 黄柏：饱和食盐水沉析法。即将黄柏粉末，用70%乙醇反复重浸，浸出液加饱和食盐水沉析，分离，醇洗，干燥，即得盐酸小檗碱。

2. 木香：将木香粉末（过20目筛），用95%乙醇浸渍，制成浸膏，为黑色膏状物，经用石油醚处理后，得苦麻味橙黄色油状物，收得量为3.5%～4%，内含挥发油0.5%。

3. 吴茱萸：将吴茱萸粉末（过20目筛）用石油醚浸渍，除去石油醚后，以20%乙醇处理，除去乙醇，用乙醇提出挥发油得量为0.2%。

经用石油醚抽提后之残渣，用5%碳酸钠化风干，再用乙醇渗漉。渗漉液除去大部分乙醇后，放置则析出部分生物碱，过滤，滤液再蒸发，放置将继续得到部分生物碱，与第一部分合并，醇洗，干燥，即为粗吴茱萸生物碱，得量为1.6%。

4. 白芍：将白芍粉末（过20目筛），用70%乙醇浸渍，制成浸膏，得量为13%～14%。

（二）复方制片

先将吴茱萸生物碱与沉粉混合，研细过筛，再与盐酸小檗碱混合均匀，然后加入木香有效成分及白芍浸膏，混匀，制成颗粒，60℃左右干燥，趁热加入乙醇溶解的吴茱萸挥发油，挥发去乙醇后拌以润滑剂压片，每片含生物0.15克。

【用法】口服。成人每次服3～4片，每日服3～4次，温开水送下。

【功能】整肠止痢、抗菌消炎。

【主治】细菌性痢疾。

【附记】引自曹春林《中药制剂汇编》，四川省中药研究所方。屡用效佳。

29. 痢炎宁散

【组成】大青叶3168.3克，轻质氧化镁180克。

【制法】散剂。取大青叶切碎，加水浸过药面（约6倍左右），煮沸2小时，过滤，如法煮2～3次，合并滤液，浓缩，放冷，加等量95%乙醇静置一夜，过滤，沉淀用稀乙醇洗涤，洗液与滤液合并，回收乙醇，继续浓缩成膏状，加入轻质氧化镁，拌匀，烘干，磨粉，装胶囊1000粒，备用。

【用法】口服。每次服2粒，日服3次，温开水送下。

【功能】清热、解毒、利水。

【主治】细菌性痢疾，急性肠炎，急性扁桃体炎及支气管炎等。

虚弱患者禁服。

【附记】引自曹春林《中药制剂汇编》。用治上症57例，均收到满意效果。本方对菌痢控制症状较快，一般3～4天全部症状消失，但菌转阴要10天后。本方对急性炎症疗效较好，慢性炎症疗效差。无不良反应及副作用。

30. 止痢片（一）

【组成】黄柏、蒲公英各500克。

【制法】片剂。将上药切碎放入铝锅内，加清水10千克，煎煮1～2小时，过滤去渣；药渣按上法再煎煮1次，合并两次药液浓缩成浸膏状，量约500毫升。将浸膏适量与淀粉合制颗粒，压成片剂。备用。

【用法】口服。成人每次服4～6片，每6小时服1次，温开水送下。小儿酌减。

【功能】清热利湿。

【主治】痢疾、肠炎。

【附记】引自曹春林《中药制剂汇编》。屡用效佳。

31. 灭 痢 片

【组成】马齿苋7500克，蒲公英5000克，黄柏1500克。

【制法】片剂。先将黄柏加清水先煎1小时，后加入群药（前2味），加清水超过药面三横指，煎剩三分之一，过滤，药渣按上法再煎1次，过滤去掉残渣，合并两次滤液并浓缩成2500克，加入适量赋型剂，压成片剂，每片0.5克。

【用法】口服。每次服4～6片，日服3～4次，以温开水送下。

【功能】消炎止痢。

【主治】细菌性痢疾，肠炎。

【附记】引自曹春林《中药制剂汇编》。临床屡用，疗效满意。

32. 止痢丸

【组成】地锦草、川黄连各 100 克，白头翁、广木香各 50 克。

【制法】水丸。将上药称量配齐，共研极细末，水泛为丸如梧桐子大，阴干，贮瓶备用。

【用法】口服。成人每次服 6～9 克，小儿酌减。每日早、晚各服 1 次，空腹时以温开水送下。

【功能】清热利湿、抑菌止痢。

【主治】细菌性痢疾。

【附记】引自《临床验方集》程爵棠经验方。多年应用，治验甚多，治愈率达 98%以上。

33. 白头翁丸

【组成】黄州白头翁 10 千克。

【制法】丸剂。取上药上品，称量配齐，水煎 3 次，每次用文火煎 0.5～1 小时，过滤，合并 3 次滤液，浓缩成浸膏状，干燥研细，以水泛为丸，或炼蜜为丸，如梧桐子大；或研为粗末，按渗漉法制成片剂，备用。

【用法】口服。成人每次服 5～6 克，小儿酌减，每日早、晚各服 1 次，空腹时以温开水送下。片剂则每次服 4～6 片。

【功能】清热利湿、凉血治痢。

【主治】细菌性痢疾及热病下痢，赤痢之里急后重，腹痛等症。亦用于月经量多及金疮、鼻衄等症。

【附记】引自《集验百病良方》。屡用效佳。

34. 黄连片

【组成】川黄连1000克。

【制法】片剂。将黄连研为粗末按渗漉法，用60%乙醇为溶剂，浸渍24小时后，以每分钟35毫升/50千克之速度渗漉，俟渗出液达生药5倍时，即停止渗漉，收集渗液，蒸发乙醇，浓缩溶液成稠膏状，取少许测定含量后，按规定量加辅料适量，压制成片即得（每片含小蘖碱40毫克）。

【用法】口服。每次服1～3片，日服2次。

【功能】清热燥湿。

【主治】热性痢疾，症见烦热痞满，呕吐，肠痈下痢，胃热，消化不良等内热症；小便多，消渴病；目赤肿痛，口舌生疮，鼻出血等上热症，以及其他时行热性疾病。外用能治化脓性病患和目赤症。

【附记】引自曹春林《中药制剂汇编》。屡用有效。

35. 加味香连片

【组成】木香300克，厚朴300克，槟榔300克，枳实300克，白芍300克，黄连小蘖碱240克。

【制法】提油：枳实。回流：厚朴、槟榔、木香（50%）以85%乙醇提取。原粉：木香（50%）、白芍、小蘖碱。

合并上述药液及乙醇回收后的药液浓缩成稀膏，加入原粉制粒，干燥，定膏量为处方总量12%，颗粒总重为714克。与枳实油混匀压片。

【用法】口服。每次服4片，日服2次，温开水送下。

【功能】祛暑散寒、化滞止痛。

【主治】因肠胃食滞，寒热凝结引起的红白痢疾，腹痛下坠，小便不利，饮食无味，四肢倦怠。

【附记】引自《北京市中成药规范》(1968)。屡用效佳。

36. 白头翁片

【组成】白头翁9克，黄连6克，黄柏9克，秦皮9克。

【制法】片剂。以上4味，白头翁以95%乙醇渗漉，取液，回收浓缩成稠膏；黄连研细粉，过120目筛，留取细粉4.2克，剩余粗粉和黄柏、秦皮及以上残渣混合，以20%乙醇渗漉，取液，浓缩成流膏状，再加入白头翁稠膏拌匀，继续浓缩成稠膏，与黄连细粉串研，低温干燥，再研细粉，过80目筛，混合均匀。用适量乙醇作成颗粒，低温干燥压片。片重0.3克，每片相当于含生药1.5克。一料23片。

【用法】口服。每次服4～6片，日服3次，以温开水送下。小儿酌减。

【功能】清热解毒、凉血止痛。

【主治】热痢下重，腹痛，便脓血，肛门灼热。

【附记】引自《重庆市中药成方制剂标准》。屡用效佳。

37. 芍药片

【组成】白芍9克，黄芩9克，黄连6克，当归9克，槟榔6克，云木香6克，甘草3克，大黄6克，肉桂1.5克。

【制法】片剂，先将云木香、当归、肉桂分别蒸馏提取挥发油，留取残渣及母液；白芍、黄芩、槟榔、大黄以70%乙醇渗漉，压尽取液，回收乙醇，浓缩成稠膏，残渣留用。甘草、黄连共研细粉，过120目筛，留取细粉5.1克；剩余粗粉和以上残渣混合，以沸水保温渗液或煎煮取液，和以上母液浓缩至稠膏状，再加入以上稠膏拌匀继续浓缩成稠膏，与甘草、黄连细粉串研，低温干燥，再研细粉，过80目筛，混合均匀，用适量乙醇作成颗粒，低温干燥，最后喷入挥发油，拌匀，压片。片重0.37克，每片相当于原方全生药2克。一料压29片。

【用法】口服。每次服4～6片，每日服3次，以温白开水送下。

【功能】调气行血、清热导滞。

【主治】痢疾腹痛，里急后重，脓血杂下。

【附记】引自《重庆市中药成方制剂标准》。屡用效佳。

38. 泻痢固肠片

【组成】肉豆蔻（滑石烫）10千克，诃子肉10千克，陈皮20千克，白芍30千克，白术30千克，党参5千克，茯苓（去皮）30千克，甘草10千克，罂粟壳80千克。

【制法】片剂。肉豆蔻、诃子肉、陈皮、白芍、白术用60%乙醇，党参用45%乙醇，茯苓用25%乙醇按浸渍法制成浸膏。甘草、罂粟壳按水煮法制成浸膏。

将上述浸膏用淀粉混匀，按水制颗粒法制成颗粒，应出颗粒86.4千克，公差率±3%。待颗粒干燥后，制片，每片重0.6克，公差率±5%。每袋4片，一料制片36000粒。

【用法】口服。每次服4片，每日服2次，温开水送下。

【功能】调胃化湿．益气固肠。

【主治】脾胃虚弱，症见久痢脱肛，腹胀腹痛，肢体疲之。

【附记】引自《天津市中成药规范》（附本）。屡用效佳。忌食生冷、油腻食物。

39. 香连化滞片

【组成】延胡索40千克，白芍20千克，吴茱萸5千克，黄连120千克，南山楂20千克，山楂20千克，木香40千克。

【制法】将延胡索、白芍、吴茱萸用60%乙醇，黄连用50%乙醇，按浸渍法制成浸膏。南山楂、山楂按水煮法制成浸膏。木香按水蒸气蒸馏法提取挥发油，残余液浓缩成浸膏。再将三种浸膏用淀粉混匀后，按水制颗粒法制颗粒，干燥，每料应出颗粒203.52千克，公差率±3%。待颗粒放冷后，加入木香油混匀，制片，每片重0.6克，公差率±5%，每瓶8片，每料制片42400瓶，公差率±3%。

【用法】口服。每次服4片，每日服2次，以温开水送下。

【功能】调中化滞、止痛止痢。

【主治】红白痢疾，里急后重，肚腹绞痛，停滞不消。

【附记】引自《天津市中成药规范》(附本)。屡用效佳。木香每公斤折合木香油4毫升。

40. 千里光片

【组成】千里光适量。

【制法】片剂。接水煎法或渗漉法要求制成片剂，每片含生药1.5克。50片瓶装，备用。

【用法】口服。每次服3～5片，日服3次，吞服。

【功能】清热解毒、抗菌消炎。

【主治】急性菌痢，肠炎，急性阑尾炎，上感及其他一般炎症性疾病等。

【附记】引自叶显纯《常用中成药》。屡用效佳。因本方具有清热解毒作用，故可治各种炎症。

41. 四季青片

【组成】四季青片适量。

【制法】片剂。按水煎法或渗漉法要求制成片剂，每片含生药 2 克。50 片瓶装，备用。

【用法】口服。每次服 3～5 片，日服 3 次，吞服。

【功能】清热解毒。

【主治】细菌性痢疾，肠炎，急慢性扁桃体炎，尿路感染，上感，外伤感染等病症。

【附记】引自叶显纯《常用中成药》。本方对各种细菌有抗菌作用，具有良好的清热解毒功能，适用于各种热毒引起的病症，其效果良好。

42. 木香槟榔丸

【组成】木香、槟榔、青皮、陈皮、枳壳、三棱、莪术各 30 克，香附、黄柏、生大黄各 90 克，黄连 30 克，芒硝 60 克，牵牛子 120 克。

【制法】丸剂。取上药上品，称量配齐，共研细末，水泛为丸，或炼蜜为丸，如梧桐子大，500 克袋装。

【用法】口服。每次服 3～6 克，日服 3～4 次，温开水送下。

【功能】行气导滞、泻热通便。

【主治】痢疾腹痛，里急后重，脘腹积滞，痞满胀痛，大便不利等。

年老、体弱、虚痢者勿服，孕妇忌服。

【附记】引自清代《医方集解》。屡用效佳。本方具有通便、行气、泻火作用，因此对于脘腹积滞、大便不通而出现的腹部胀满，口苦舌干，或目赤，口舌生疮等症也有治疗作用。

43. 枳实导滞丸

【组成】 枳实、六曲、黄芩、黄连各 45 克，大黄 90 克，白术、茯苓各 27 克，泽泻 18 克。

【制法】 水丸。取上药上品，称量配齐，共研细末，水泛为丸（或炼蜜为丸），如梧桐子大，阴干，500 克袋装。

【用法】 口服。每次服 6～9 克，日服 2 次，吞服。

【功能】 清化湿热、消导积滞。

【主治】 湿热泻痢，里急后重，大便秘结，腹部胀满。

【附记】 引自金代李东垣《内外伤辨惑论》。屡用效佳。

44. 驻 车 丸

【组成】 黄连 180 克，阿胶、当归各 90 克，炮姜 60 克。

【制法】 水丸。取上药上品，称量配齐，共研细末，水泛为丸如梧桐子大，50 克袋装。

【用法】 口服。每次服 6～9 克，日服 2 次，吞服。

【功能】 清热散寒、和血止痢。

【主治】 久痢脓血，适用于阴血已亏，湿热未尽，下痢脓血，腹痛绵绵等症。

【附记】 引自明代孙思邈《千金要方》。屡用效佳。但本方中已将干姜改为炮姜。

45. 复方地榆丸

【组成】 铁苋菜 500 克，马齿苋 180 克，地榆 150 克，仙鹤草 150 克。

【制法】丸剂。先将铁苋菜、地榆共研细末，再将马齿苋、仙鹤草水煎浓汁，取适当药液，入药末共搅拌均匀，再以药液泛成丸，如梧桐子大，阴干，贮瓶备用。

【用法】口服。每次服 6 克，日服 3 次，以温开水送下。

【功能】清热解毒、消积止痢、凉血止血。

【主治】细菌性痢疾。

【附记】引自曹春林《中药制剂汇编》。屡用效佳。

46. 穿心莲片

【组成】穿心莲 10 千克，硬脂酸镁 6.1 千克，淀粉适量。

【制法】片剂。将穿心莲全草切碎，水煮提取液（一般水煮 3 次，合并煎液）浓缩成膏，加入适量淀粉，混合干燥，加入淀粉稀释至 2.5 千克，用 60%乙醇制成软材，过 14 目筛，加入硬脂酸镁，混匀，制粒干燥，加入润滑剂，压片，包糖衣。素片 0.25 克，糖衣片 0.4 克。

【用法】口服。每次服 4～9 片，每日服 3～4 次，温开水送服。

【功能】抗菌、消炎。

【主治】急性细菌性痢疾，急性肠炎，扁桃体炎，口腔炎，上呼吸道感染，肺结核，麻疹，百日咳等。

【附记】引自曹春林《中药制剂汇编》。屡用效佳。除上法外，另有下列制法：将生药用 80%～90%乙醇热提 2 次，用水稀释成含醇 50%，放置过夜，过滤，回收乙醇后浓缩成膏，加 95%乙醇去无机盐后，浓缩成膏，加入糊精制粒压片，包糖衣。

47. 痢疾散（二）

【组成】马齿苋 3 份，白头翁 1 份，黄柏 1 份。

【制法】散剂。将上药烘干或晒干，共研细末，用 30%～40%乙醇浸泡 24～36 小时后，滤去乙醇，回收乙醇，将药晒干如面即可。贮瓶备用。

【用法】口服。每次服 6 克，小儿酌减，日服 3～4 次，以温开水送服。

【功能】清热祛湿、消炎止痢。

【主治】细菌性痢疾。

【附记】引自曹春林《中药制剂汇编》。屡用效佳。

48. 三防散

【组成】岗梅 380 克，布渣叶 20 克，山芝麻 50 克，海金沙藤 125 克，火炭母 55 克，淡竹叶 20 克，金樱根 130 克，黄牛木 25 克，金钱草 30 克，淀粉适量，五指柑 70 克，香英酫适量。

【制法】冲剂。取上药上品，称量配齐，用水煎煮 2 次，每次煮沸 1 小时，合并 2 次煎液，浓缩至稠膏状，加入适量淀粉，混匀，制粒，在 60℃左右干燥，过筛，筛出的细粉与香英酫的乙醇溶液（将香英酫溶于少量的乙醇中）混合，加至干颗粒中，筛匀，分装成 40 包即得。每包相当于生药量约 23 克。

【用法】口服。每次服 1 包，重症可服 2 包，日服 1～2 次，用开水冲服。

【功能】清热利湿。

【主治】预防痢疾、中暑、感冒等。

产妇忌服。

【附记】引自《农村中草药制剂技术》。屡用效佳。

49. 痢疾糖浆

【组成】地锦草、铁苋菜、凤尾草各5000克，白糖2225克。

【制法】糖浆。将上药切碎，称量配齐，加清水浸没，先以武火煎至沸腾，再以文火继续煮1.5～3小时后过滤；将药渣如上法再煎煮1次。合并2次滤液浓缩至每毫升含生药各1克，用95%乙醇1倍量沉淀2次，回收乙醇后加入糖浆及0.4%苯甲酸钠、0.03%尼泊金防腐，使成15000毫升。100毫升每瓶装，备用。

【用法】口服，每次服30～50毫升，每日服3次。

【功能】清热解毒、消积止痛。

【主治】急慢性痢疾、肠炎。

【附记】引自曹春林《中药制剂汇编》。屡用效佳。

50. 痢疾丸（二）

【组成】干马齿苋260千克，三棵针173千克。

【制法】丸剂。将上药材加工洁净，称量配齐。先取马齿苋216.5千克，用清水煎煮2次，第一次2小时，第二次1小时，合并药液，过滤沉淀，减压浓缩至比重1.35、温度50℃的稠膏。

三棵针173千克，干马齿苋43.5千克，粉碎为细粉，过100目细罗，混匀。

再取原粉和稠膏按比例制丸，低温烘干，上胶衣闯亮（每百粒干重12克，每袋内装12克）。

【用法】口服。每次服6克，日服2次，以温开水送下。

【功能】清热止痢。

【主治】因饮食不节引起的赤痢（菌痢），肠炎，热泻腹痛下坠。

【附记】引自《北京市中成药规范》（第二册）。屡用效佳。

51. 胆地片

【组成】猪胆汁100毫升，地榆6克，小米面50克。

【制法】片剂。将地榆、小米面粉碎，过120目筛，加入胆汁拌匀，加白糖适量，16目筛制颗粒，60度以下干燥，加入1%硬脂酸镁压片，每片重0.55克。阴干，贮瓶备用。

【用法】口服。治疗：每次服4片，日服3次；预防：每次服2片，日服3次。用温开水送服。

【功能】清热消炎、收敛止痢。

【主治】防治细菌性痢疾、肠炎。

【附记】引自《中西医结合资料汇编》。屡用效佳。

52. 白头翁冲剂

【组成】白头翁6千克，虎杖3千克，仙鹤草3千克，车前草3千克，刺梨根3千克，糖精7克。

【制法】冲剂。先将虎杖晒干打成粉，取500克备用，剩下的与上药混匀加清水盖过药面煎煮1小时（先武火，后文火），过滤，药渣再加水煎煮约半小时，过滤，去药渣，合并两次滤液，加糖精浓缩成稠膏状，加虎杖粉揉成团状烘干，用研槽研细，过筛，约750克，装瓶备用。

【用法】口服。每日服50～100克，分3～4次，开水冲服。小儿酌减。

【功能】抗菌消炎。

【主治】肠炎，痢疾。

【附记】引自曹春林《中药制剂汇编》。屡用效佳。又取秦皮、黄柏各80克，白头翁40克。上药水煎2次，每次1小时，合并两次煎液，蒸发浓缩，放冷，加淀粉做成软材，过16目筛，制成颗粒，60℃以下干燥，即得。每次服4克，开水冲服，日服3次，用治细菌性痢疾、肠炎，效果亦佳。

上药放置于干燥处，密闭，防潮。

53. 复方止痢散

【组成】三棵针1000克，管仲500克，黄龙尾（即仙鹤草）300克，地榆250克，草血竭150克，葛根800克。

【制法】散剂。将三棵针、管仲、黄龙尾、葛根洗净切碎，加水浸渍，煎煮3次，每次煮沸1小时，滤过，滤液浓缩至糖浆状。地榆、草血竭分别打粉，过100目筛，按量混匀后，加入上述糖浆物（浸膏）拌匀，60℃～80℃烘干，粉碎，过100目筛，装瓶即得。

【用法】口服。每次服3克，每日服3次，温开水送服。

【功能】抑菌消炎、收敛止泻。

【主治】细菌性痢疾，肠炎，腹泻。

【附记】引自《云南省农村中草药制剂规范》（第一集）。屡用效佳。

54. 痢疾冲剂

【组成】马齿苋（切碎）7500克，蒲公英（切细）5000克，黄柏（切细）1500克。

【制法】冲剂。将马齿苋、蒲公英加清水煎煮2次，每次1小时，合并煎液过滤，滤液浓缩成黏稠状，加入黄柏细粉中，搓合，制成软材，过10目筛制成颗粒，60℃以下干燥，筛除细粉，瓶装密封。

【用法】口服。每次服2～4克，每日服3次，开水冲服。小儿酌减。

【功能】清热解毒、抗菌止痢。

【主治】细菌性痢疾，肠炎。

【附记】引自《黑龙江省中草药制剂汇编》（第一集）。屡用效佳。颗粒密闭，防潮。

55. 复方马齿苋冲剂

【组成】马齿苋2500克，三棵针2000克，白头翁1000克。

【制法】冲剂。取白头翁，加工洁净，研成细粉。另取马齿苋与三棵针加清水煎煮2次。第1次加水8倍量，煮2小时；第二次加水6倍量，煮1小时。合并两次药液，浓缩至稠膏状，加入白头翁细粉，混匀，过16目筛，制成颗粒，烘干，整粒，分装成100袋。

【用法】口服。每次服1袋，每日服2次，开水冲服。

【功能】清热解毒、抗菌止痢。

【主治】肠炎，菌痢，便血等。

【附记】引自曹春林《中药制剂汇编》。屡用效佳。

56. 菌 痢 丸

【组成】黄芩1500克，三棵针4600克，委陵菜3100克。

【制法】浓缩丸。取黄芩、委陵菜各半量，粉碎，过100目筛，备用，剩余部分与三棵针一起加水过药面约2寸，煎煮2次，各为2小时、1小时，纱布过滤，合并滤液，浓缩至稠膏状，加入细粉，混合均匀，烘干，粉碎，过100目筛，以冷开水泛丸，如梧桐子大，阴干，贮瓶备用。

【用法】口服。每次服15粒（约3～4克），每日服3次，温开水送下。

【功能】清热解毒、凉血止痢。

【主治】细菌性痢疾。

【附记】引自《贵州农村中草药制剂》。屡用效佳。

57. 止痢片（二）

【组成】黄芩1000克，木香500克，马齿苋1000克，铁苋菜500克。

【制法】片剂。取黄芩、木香、铁苋菜、马齿苋加温晾干，混合粉碎，过12～14目筛制粒，60℃以下烘干，压成片剂7500片，每片重0.4克。100片瓶装。

【用法】口服。每次服6片（约2.64克），每日服2次，温开水送下。

【功能】清热解毒、消炎止痢。

【主治】细菌性痢疾。

【附记】引自山东《荷泽医药》。屡用效佳，且症状消失快，疗程短，无副作用。

58. 加味香连丸

【组成】黄连（姜炙）300克、木香、黄芩、枳壳（去心，麸炒）、白芍、厚朴（姜炙）各200克，槟榔、当归、黄柏（酒炙）、吴茱萸（甘草水炙）、延胡索（醋炙）各100克，甘草（蜜炙）50克。

【制法】水丸。取上药上品，称量配齐。共研细末，水泛为丸，如梧桐子大，阴干，贮瓶备用。或每袋装18克。

【用法】 口服。每次服6克，每日服2次，温开水送服。

【功能】 清热化湿、行气导滞。

【主治】 用于肠胃食滞、寒热凝结所致之红白痢疾，腹痛下坠，小便不利，饮食无味，四肢倦怠。可用于急性菌痢，急性肠炎。

【附记】 引自宋代陈师文《太平惠民和剂局方》。屡用效佳。禁忌生冷、油腻。

59. 红白痢症丸

【组成】 诃子肉825克，红茶叶82.5克，鸦胆子肉（去油）825克，乌梅肉825克，木香82.5克。

【制法】 水丸。取上药上品，称量配齐，共研细末，水泛为丸，如梧桐子大，每瓶装9克。

【用法】 口服。每次服1.5～3克，每日服2～3次。饭前温开水或白糖水送服。小儿酌减。

【功能】 清热解毒、理气止泻。

【主治】 湿热痢，疫毒痢。因湿热或疫毒引起的下痢赤白，腹痛，里急后重，肛门热痛，小便短赤，口渴，舌红苔腻，脉滑数等症。亦用于细菌性痢疾，溃疡性结肠炎，急性肠道感染以及急慢性肠炎等。

脾胃虚弱所致的痢疾及久病已虚之休息痢不宜服用。

【附记】 引自《安徽省药品标准》。屡用效佳。忌烟酒、腥荤、油腻食物。

60. 止痢片（三）

【组成】 米壳（罂粟壳）90克，山楂（炒）120克，车前子（炒）

90克，黄柏90克，黄芩90克，双花（即金银花）120克。

【制法】片剂。将米壳、黄芩、双花粉碎，过筛得细粉200克备用，粗渣与余药水煎2次，第一次加4倍量水，煮沸2小时，双层纱布过滤，第二次加3倍量水，煮沸1.5小时，过滤。合并两次滤液，浓缩成稀膏状，与细粉混匀，低温干燥，粉碎成细粉，加淀粉适量制成颗粒，再干燥，加滑石粉适量，压片即得。晾干，瓶装备用。

【用法】口服。每次服2～4片，每日服3次，温开水送下。

【功能】清热解毒、消炎止痛。

【主治】腹痛，泄泻，痢疾等症。

【附记】引自曹春林《中药制剂汇编》。屡用效佳。

61. 一把抓

【组成】巴豆（去油）48克，槟榔30克，干姜80克，大黄50克，陈皮80克，山楂30克，木香16克，党参20克，丁香16克，香附（醋炒）48克，黄芩30克，红曲适量。

【制法】水丸。取上药上品，称量配齐，共研细末，水泛为丸，每100粒重1克，晾干，贮瓶备用。

【用法】口服。5～8岁每次服50粒；9～12岁每次服100粒。每日服1次，温开水送服。婴儿酌减，成人酌增。

【功能】温中消积，破寒食积聚。

【主治】过食生冷，饮食积聚，胃肠寒痛，寒湿痢疾。

【附记】引自《医方秘典》。屡用效佳。忌食生冷、油腻食物。

62. 大香连丸

【组成】黄连（去芦须，用吴茱萸300克制）600克，木香

126.4 克。

【制法】水丸。取上药上品，称量配齐，共研细末，水泛为丸如梧桐子大。每袋重 18 克。

【用法】口服。每次服 3～6 克，每日服 2～3 次，温开水送服。小儿酌减。

【功能】健胃固肠、清热燥湿、消炎止痢、得气止痛。

【主治】因湿热内滞所致之下痢赤白，里急后重，腹胀肠鸣，胸膈痞闷，不思饮食，肢体倦怠。可用于细菌性痢疾，急慢性肠炎，对伤寒病后的慢性带菌者有一定疗效。

【附记】引自宋代陈师文《太平惠民和剂局方》。屡用效佳。忌食生冷、油腻食物。

63. 开胸顺气片

【组成】木香、山楂、麦芽、槟榔、神曲（炒）、枳实、厚朴（姜制）各 100 克，甘草 50 克，大黄（蒸）、乌药、青皮（醋制）、莱菔子（炒）各 150 克。

【制法】片剂。取上药上品，称量配齐，各药单放。先取大黄轧为细粉（作吸收剂），过 80～100 目细罗；乌药、木香、青皮、厚朴、枳实、神曲、山楂、麦芽、甘草、槟榔分别轧为 3 号粗粉，莱菔子轧碎。再渗漉：取乌药、木香、青皮粗末，用 7 倍量 60％乙醇按渗漉法浸泡 2 天后渗漉提取。厚朴、枳实、莱菔子粗末，用 7 倍量 60％乙醇按渗漉法提取。取神曲粗末，用 25％乙醇按浸渍法提取 2 次，第一次加 4 倍量，浸渍五天，第二次加 3 倍量，浸渍二天。滤取两次药液，与乌药、厚朴等渗滤液合并，回收乙醇，并浓缩为稠膏状。取槟榔粗末，用水泡至透心，连用泡液与山楂、甘草一起用煮提法提取 2 次，第一次加水 10 倍量，煮沸 3 小时，第二次加水 8 倍量，煮沸 2 小时，滤取两次药液，合并静置。取麦芽用热浸法提取2次，第一次加水10倍量，第二次加水8倍量，煮沸后马上停火，保持80%～90℃温度，各浸渍2小时，滤取两次药液与槟榔等煮提液合并，浓缩为稠膏状。另取淀粉5千克、糊精2.5千克与大黄细粉混合，加入乌药、神曲、槟榔、麦芽等稠膏，搅拌均匀，分成小块，晾干或低温干燥，轧为细粉，以淀粉调至应出数。然后取上项细粉，喷洒适量冷开水，搅拌成软材，过16～18目筛网，制成颗粒，干燥后，取合格颗粒，加入0.5%硬脂酸镁（约90克），混合均匀，压成片剂。每片重约0.3克（每4片相当原药3克），色泽一致，每瓶装8片。密封，置室内阴凉干燥处。

【用法】口服。每次服4片，每日服1次，温开水送服。

【功能】开胸顺气、健胃消食。

【主治】因停食停水引起的胸腹胀满，呕吐恶心，消化不良，红白痢疾等症。

孕妇需遵医嘱，久病气虚者忌服。

【附记】引自《中药制剂手册》。屡用效佳。

64. 小儿痢疾散

【组成】山楂12克，黄连、赤芍、广木香、茯苓、石莲肉、白术、槟榔、生山药、生白芍、枳壳各9克，熟大黄6克，甘草4.5克。

【制法】散剂。取上药上品，称量配齐，共研极细末，贮瓶备用。

【用法】口服。每次服1.5克，每日服2次，温开水送服。周岁以内酌减。

【功能】消食化滞。

【主治】因饮食不调，过食生冷所致之红白痢疾，腹痛下坠，不思饮食。

【附记】引自《家用中成药》。屡用效佳。忌食腥冷、油腻食物。

65. 久痢丹

【组成】椿根皮（醋炙）320克，厚朴（姜炙）、当归各32克，黄连、枳壳（麸炒）、木香、党参、茯苓、白术（麸炒）、甘草各16克，鸭胆子（仁）2只。

【制法】水丸。取上药上品，称量配齐，共研细末，水泛为丸，每50粒重3克，每袋重30克。

【用法】口服。每次服7.5克，每日服1～2次，小米汤或温开水送服。

【功能】健脾开胃、除湿化滞。

【主治】因湿热久痢所致之脾胃虚弱，脘腹胀闷，里急后重，四肢无力，不思饮食，气短怕冷。

【附记】引自《集验百病良方》。屡用效佳。忌食生冷、油腻食物。

66. 戊己丸

【组成】黄连（炒）、白芍、吴茱萸（甘草水炙）各200克。

【制法】水丸。取上药上品，称量配齐，共研细末，水泛为丸如梧桐子大，晾干，每袋重9克。

【用法】口服。每次服3～6克，每日服2次，温开水送服。

【功能】健脾和胃、疏肝解郁。

【主治】由脾胃虚弱所致之肝胃不和，饮食不化，吞酸嘈杂，呕吐泄泻，腹痛下痢脓血，小儿疳积等病症。还可用于肝脾不和所致之胃痛吞酸，腹痛泄泻等症；脾胃湿热所致之热泻，热痢，以及脾为湿困，泄利不止，饮食难化。脐腹刺痛等症。

【附记】引自《中华人民共和国药典》。原载《太平惠民和剂局方》。屡用效佳。

67. 葛根芩连片

【组成】葛根1000克，黄芩、黄连各375克，甘草25克。

【制法】片剂。取上药上品，称量配齐，共研细末，与适量淀粉混合均匀，制成颗粒，压制成片，每片重0.5克。或将黄芩、黄连共研细末备用；葛根、甘草加水煎煮2次，每次煮1小时，过滤，合并两次滤液，并浓缩成稠膏状，与上药粉，并加适量淀粉和润滑剂混合均匀，制成颗粒，压制成片即得。

【用法】口服。每次服3～4片，每日服3次，温开水送服。

【功能】解表清热。

【主治】表证未解，里热已炽所致之下利臭秽，肛门有灼热感，身热，胸腹烦热，口渴，苔黄，脉数。可用于细菌性痢疾，急性胃肠炎等。

虚寒者勿服。

【附记】引自汉代张仲景《伤寒论》。屡用效佳。

68. 痢 疾 散（三）

【组成】羌活400克，苍术（米泔水浸）600克，草乌（制）100克，川乌（制）100克，大黄100克，苦杏仁（制霜）200克，熟大黄100克，甘草150克。

【制法】散剂。取上药上品，称量配齐，共研极细末，和匀，贮瓶备用。

【用法】口服。每次服1.5克，每日服2次，开水调服。

【功能】祛风燥湿、清热止痛。

【主治】赤白痢疾，水泻初起。

孕妇忌服。

【附记】引自《医方秘典》（内部资料）。屡用效佳。本方为治疗痢疾常用方。

69. 痢 疾 片

【组成】金银花260克，锦地罗260克，木香208克，白芍208克，黄芩208克，地榆182克，枳壳208克，槟榔208克，厚朴182克，山楂208克，白头翁208克。

【制法】片剂。取上药上品，称量配齐，制法有二：①共研细末，加适量淀粉，混合均匀，制成颗粒，压片。②上药加清水水煎两次，第一次加水5倍量，煮沸1.5～2小时，第二次（药渣）加4倍量水，煮沸1小时，过滤。合并两次滤液，并浓缩成稠膏。加入三分之一量淀粉和少量润滑剂混合均匀，制成颗粒，压制成片。每片重0.5克，分100片瓶装。

【用法】口服。每次服2片，每日服3～4次，温开水送下。小孩1次1片，1日2次。

【功能】清热、化湿、止痢。

【主治】湿热下痢，腹中扭痛，里急后重，大便脓血，红白痢疾，舌略红，苔白腻或黄腻，脉弦紧或弦滑，可用于细菌性痢疾，阿米巴痢疾。

虚寒性痢疾者忌服。

【附记】引自《集验中成药》。屡用效佳。

70. 痢疾丸（三）

【组成】薏苡仁600克，地榆炭、枳实（炒）、槟榔、大黄、莱菔子（炒）、赤芍、黄芩各300克，木香、黄连各200克，生甘草100克。

【制法】 水丸。取上药上品，炮制合格，称量配齐，共研细末，水泛为丸（小丸），每50丸重3克，每袋装6克。

【用法】 口服。每次服6克，每日服1～2次，温开水送服。

【功能】 清热化滞。

【主治】 湿热凝结，症见脐腹疼痛，痢疾初起，便脓便血，里急后重，舌红，苔白腻或黄腻，脉弦滑。或急性肠炎。

孕妇忌服。

【附记】 引自《集验中成药》。屡用效佳。

71. 痢炎宁片

【组成】 铁苋菜200克，苦参150克，陈皮200克，白头翁400克，肉桂100克，山楂100克。

【制法】 糖衣片。按水煎法或渗漉法制粒压片，每片重0.3克（相当于生药0.8克）。

【用法】 口服。每次服8片，每4小时服1次，温开水送服。

【功能】 清热解毒、理气止痛、消食导滞、燥湿杀虫。

【主治】 因饮食不节引起之腹胀腹痛，里急后重，泄泻频作，或有呕吐，舌红苔黄或黄腻，脉弦滑。可用于细菌性痢疾，肠炎。

虚寒下痢者忌服。

【附记】 引自《集验中成药》。屡用效佳。

72. 痢带丸

【组成】 牛羊角、牛羊蹄甲（炭）各100克，白及50克。

【制法】糖衣丸。牛羊角捣碎，水煎两次，每次煎沸3小时，过滤，将两次滤液合并，并浓缩成稠膏状，或剉成细粉；再将牛羊角、蹄甲煅炭研细粉，白及研细末。三药混合均匀，水泛为丸，每50丸重7.5克，包糖衣。分100粒瓶装。

【用法】口服。每次服20丸，每日服3次，温开水送服。

【功能】清热收敛、止痢止带、止血。

【主治】赤白痢疾，崩漏，带下。

【附记】引自《集验百病良方》。屡用效佳。

73. 神效红白痢疾散

【组成】土茯苓（炒黑存性）200克，生地炭100克，山楂炭75克，金银花（微炒）150克，川射干100克，广木香25克，生甘草50克，陈枳壳（炒）35克。

【制法】散剂。取上药上品，称量配齐，共研极细末，贮瓶备用。

【用法】口服。每次服15克，白痢加红糖，红痢加白糖，用沸糖开水冲服，一日服数次，以痢止为度。

【功能】凉血清热、解毒止痢。

【主治】湿热毒，症见红白下痢，脐腹结痛，里急后重，红白混下，昼夜无度，脉证稍实者。

虚寒痢、寒湿痢者忌服。

【附记】引自程爵棠《秘方求真》李岛三方。临床屡用，收效颇捷。

74. 便血红痢膏

【组成】椿白皮250克，酸梨500克，鲜生姜9克，红糖120

克。

【制法】膏滋。先将椿皮多加水熬剩500毫升，去渣取汁，再将姜、梨捣汁去渣，将汁兑在一起，放生锅内熬沸，再下红糖，搅匀成膏，贮罐备用。

【用法】口服。每日早、晚各服一汤匙，开水冲服。

【功能】清热、止痢、止血。

【主治】赤痢、便血。

虚寒痢者忌服。

【附记】引自《全国中药成药处方集》。屡用效佳。

75. 马齿苋膏

【组成】鲜马齿苋500克，红、白糖各200克。

【制法】药膏。将马齿苋全草洗净，捣烂绞汁，纱布过滤，将红、白糖加水溶化入药汁，上文火煎熬，浓缩成膏，收贮备用。

【用法】口服。每次服20～30毫升，一日服2～3次，温开水送服。用量可视年龄大小增减。

【功能】清热解毒、化滞止痢。

【主治】痢疾。

【附记】引自《中国当代中医名人志》王仲青方。临床屡用，效果均佳。

76. 痢疾散（四）

【组成】锦纹生大黄120克，川乌（制）、羌活各60克，苦杏仁49克，茅山苍术60克。

【制法】散剂。先将上药用米泔水浸泡一夜，切片，以麻油拌炒透，令干，共研极细末，照法炮制，混合均匀，贮瓶备用。

【用法】 口服。每次服1克，一日服3次。红痢用浓姜、灯心汤送下，白痢用浓姜汤送下，水泻用淡姜、白糖汤送下。

【功能】 清热化湿、导滞止痢。

【主治】 急性细菌性痢疾，大肠湿热水泻。

【附记】 引自《中国当代中医名人志》杨开济方。屡用效佳。虚寒痢忌服。

77. 合霉散

【组成】 广木香、鸡冠花及籽各30克，茅山苍术15克，川乌60克，生大黄、熟大黄各30克，杏仁（去皮尖油）90克、羌活、生甘草各60克，东壁土120克。

【制法】 散剂。先将鸡冠花与籽晒干，煎水，再将茅术入药水中浸泡10小时左右，取出后，与川乌、东壁土放在一起炒，待两药干燥后，去土取药，研成细末。同时将生熟大黄、广木香、羌活、杏仁、甘草共研成细末，二者混合同研成极细末和匀，贮瓶备用。

【用法】 口服。未满周岁小孩每次服0.2克；1～5岁每次服0.3～0.4克；5岁以上每次服0.5克；成人每次服1克；病情严重者每次服1.5克。一日服3次，温开水送服。

【功能】 清热导滞、理气止痛。

【主治】 痢疾。

【附记】 引自程爵棠《百病中医膏散疗法》。屡用效佳。一般均在服药后2～3天获得痊愈。笔者应用，依本方加黄连、当归各15克，黄芩9克，验之临床，奏效颇捷。

78. 痢疾散（五）

【组成】酒大黄30克（3份），制草乌、炒杏仁、川芎、炒苍术各10克（各1份）。

【制法】散剂。取上药上品，称量配齐，共研极细末，和匀、贮瓶备用。

【用法】口服。急性痢疾，每日早、晚空腹各服1次（约1.5克）；慢性痢疾及慢性肠炎，每日晚饭后服1.5克。温开水送服。小儿减半。

【功能】消磨肠胃积滞。

【主治】急、慢性痢疾，急、慢性肠炎，症见下痢赤白，腹痛、里急后重。

妊娠忌服。忌食生冷，油腻，滑黏之物。

【附记】引自《中国当代中医名人志》董国立方。屡用神验。

79. 加味附子理中散

【组成】炮附片、潞党参各4克，赤石脂12克，肉豆蔻9克，生艾叶5克，乌梅丸9克，炮姜炭3克，怀山药9克，云茯苓12克。

【制法】散剂。取上药上品，称量配齐，共研极细末，贮瓶备用。

【用法】口服。每次服5克，一日服3次，服时稍加白糖，和入食物中服用，或白开水冲服。

【功能】峻补脾阳、收涩止痢。

【主治】赤白痢疾，日久不愈。

【附记】引自朱良春《章次公医案》。屡用效佳。本病急性多湿热，延久则脾阳受伤，故方中用附子理中汤（去甘草）加味峻补脾阳、固涩止泄，使乌梅丸调肠中寒热，善治久痢，药符病机，故投辍效。

80. 痢泻散

【组成】苍术（米泔水浸）150 克，生大黄、熟大黄各 50 克，杏仁（去皮尖油）、羌活（炒）各 100 克，川乌（去皮，面包煨透）75 克，甘草（炒）75 克。

【制法】散剂。取上药上品，称量配齐，共研极细末，贮瓶备用。

【用法】口服。成人泄泻，每次服 2 克，以米汤调服。赤白痢，每次服 3～4 克，赤痢用灯心草 3 尺煎汁调服；白痢用生姜 3 片煎汤调服，赤白兼见者并用灯心草、生姜煎汤调服。小儿减半，4 岁以上用 1/4，幼儿再减，每日服 2 次。

【功能】清热导滞、散寒止痛、解毒驱邪、健脾扶正。

【主治】急、慢性泄泻，痢疾（赤白痢，赤痢，白痢），里急后重，日下数十次者。

虚寒性痢疾、泄泻者忌服。

【附记】引自《镜花缘》经验方。本方能治疗各型泻痢，疗效颇佳。

81. 止痢散

【组成】翻白草 450 克，秦皮、黄柏各 300 克。

【制法】散剂。取黄柏研极细末，备用；将翻白草、秦皮加清水煎煮 2 次，合并滤液，并用文火浓缩成稠膏状，再加入黄柏细粉，混合均匀，低温烘干，研成细粉，贮瓶备用。

【用法】口服。每次服1～2克，一日服3次，温开水送服。

【功能】抑菌消炎、收敛止泻。

【主治】肠炎，痢疾。

【附记】引自程爵棠《百病中医膏散疗法》。屡用效佳。

82. 立效散

【组成】净黄连（酒洗，吴茱萸90克拌炒，去吴茱萸不用）120克，陈枳壳（麸炒）60克。

【制法】散剂。取上药上品，称量配齐，共研极细末，贮瓶备用。

【用法】口服。每次服9克，空腹黄酒调下，泄泻用米汤送下，噤口痢用陈仓米汤送下，一日服2次。

【功能】清热燥湿、理气止痛。

【主治】赤白痢疾，脓血相兼，里急后重，腹痛。并治噤口痢。

【附记】引自明代龚廷贤《万病回春》。屡用屡验，一服立止。

83. 儿宝止痢散

【组成】当归30克，木香、黄连、莱菔子、神曲、酒白芍各15克，山楂30克，枳壳、槟榔各15克，生甘草5克。

【制法】散剂。上药共研极细末，贮瓶备用。

【用法】口服。3～5个月患儿，每次服0.2～0.3克；6～11个月，每次服0.4～0.6克；1～3岁，每次服0.7～1克；4～7岁，每次服1～1.5克；8～13岁，每次服1.8～3克。一日服3次，温开水送下。

【功能】清热解毒、调气行血。

【主治】痢疾。

【附记】引自《中国当代中医名人志》宋从有方。屡用特效。

84. 银菊散

【组成】银花12克，菊花、连翘各10克，杏仁6克，桔梗、牛蒡子各10克，广木香6克，白芍10克，炒栀子、生甘草各3克，鲜荷茎3尺。

【制法】散剂。上药共研成粗末，备用。

【用法】口服。取上药末（一剂），用温水浸泡10分钟后，用文火煮沸15分钟，取汁温服，日服3～4次。3岁以下小儿每2～3小时服1次，或少量频服。

【功能】祛风清热、行气活血。

【主治】小儿风热痢。

【加减】若舌苔厚腻选加佩兰叶、藿香、扁豆；呕吐加竹茹、藿香；痢下赤白加马齿苋、白头翁；身热退尽而痢止之后，以竹叶石膏汤合益胃汤调理善后。

【附记】引自《中国当代中医名人志》王明晖方。屡用效佳。

85. 莲柏散

【组成】石莲子60克，黄柏、槟榔、生地榆各30克。

【制法】散剂。上药共研极细末，贮瓶备用。

【用法】口服。1～3岁患儿，每次服1.5～3克；3～6岁，每次服2～5克。一日服3次，以温开水送服。

【功能】清肠泄热、化湿通滞、止痢止血。

【主治】小儿痢疾，便血。

【附记】引自《中国当代中医名人志》贾堃方。屡用效佳。

86. 加味香连散

【组成】①广木香4.5克，川黄连2.4克，滑石6克，生川军1.5克，乌梅肉6克；②广木香4.5克，艾叶3克，川黄连2.4克，炮姜1.5克，败酱草9克，生川军1.5克，乌梅肉6克；③广木香6克，川黄连、川军炭各4.5克，炒大白（即槟榔）、黄芩、川厚朴、乌梅各9克，焦三仙各6克。

【制法】散剂。上3方，分方共研极细末，贮瓶备用。

【用法】口服。6个月～1岁，每次服0.45克，一日服3次；1～3岁，每次服0.6克，一日服3次；3～6岁，每次服0.9克，一日服3次；6～12岁，每次服1.2克，一日服3次。均为开水冲服。

【功能】一号方清热燥湿；二号方燥湿健脾，清热止痢；三号方清热燥湿，健脾消食。

【主治】痢疾。一号方适用于热胜于湿型痢疾（症见赤多白少或纯赤）；二号方适用于湿胜于热型痢疾（症见白多赤少）；三号方适用于伤食痢疾。

【附记】引自郑颉云《儿科症治简要》。屡用特效。若属疫毒痢，可用元明粉9克，一日分3次服完，效果显著。

87. 涩肠散

【组成】诃子（炮）、赤石脂、龙骨各等分。脱肛加五倍子等分。

【制法】散剂。上药共研极细末，贮瓶备用。

【用法】外用。每取药粉少许，用蜡茶少许和药治痢，用米汤调和成膏状，以药棉卷团蘸药塞入肛门内，每日换药1次。

【功能】涩肠、止痢、固脱。

【主治】小儿久痢，脱肛。

【附记】引自明代鲁伯嗣《婴童百问》。屡用神效。

88. 痢疾丸（四）

【组成】吴茱萸（甘草水炙）45克，地榆炭900克，木香（煨）300克，当归900克，白芍900克，乌梅肉300克，白头翁600克，金银花450克，山楂900克，槟榔600克，厚朴（姜炙）600克。

【制法】水丸。取上药上品，称量配齐，共研细末，和匀过80～100目细罗，水泛为丸（小丸），晒干或低温干燥，贮瓶备用。

【用法】口服。每次服9克，日服2次，温开水送服。小儿酌减。

【功能】清热化滞。

【主治】红白痢疾，腹痛下坠，里急后重，便下脓血。

寒证忌用。

【附记】引自《全国中药成药处方集》。屡用效佳。

89. 解毒生化丹

【组成】金银花30克，生杭芍18克，粉甘草9克，三七（捣细）6克，鸦胆子（去皮拣成实者）60粒。

【制用法】丹剂。上药五味，先将三七、鸦胆子，用白砂糖化水送服，次将余药（前3味）水煎服。病重者，一日须服2剂始能见效。

【功能】清热解毒、化腐生肌。

【主治】痢久郁热生毒，肠中腐烂，时时切疼，后重，所下多似烂炙，且有腐败之臭。可用于疫毒痢，阿米巴痢疾。

【附记】引自近代张锡纯《医学衷中参西录》。屡用奇效。

90. 止痢片（四）

【组成】黄连 15 克，秦皮 15 克，地榆 15 克，白芍 15 克，木香 7.5 克，乌梅 15 克，甘草 7.5 克。

【制法】片剂。先将黄连、木香研成细粉，与余药提取物（水煎 2 次，过滤，合并滤液，并浓缩成稠膏状）混匀，加入辅料，制粒压片，每片重 0.5 克。贮瓶备用。

【用法】口服。每次服 2～3 片，每日服 4 次，温开水送下。

【功能】清热祛湿、行气导滞、解毒、止痢止痛。

【主治】湿热下痢，急性肠炎，细菌性痢疾。

【附记】引自《中国当代中医名人志》张文义方。屡用效佳。

91. 连榴散

【组成】黄连 12 克，石榴皮 8 克。

【制法】散剂。上药共研极细末，贮瓶备用。

【用法】口服。每次服 15 克，每日服 3～4 次，温开水送服。若装胶囊服用更方便。

【功能】清热化湿、抗菌止痢。

【主治】急、慢性细菌性痢疾，症见腹痛，里急后重，大便脓血，赤白相兼。

【附记】引自《中国当代中医名人志》张浩良方。屡用效佳。

92. 红白痢疾散

【组成】制川乌 90 克，生大黄 60 克，熟大黄 60 克，川羌活

90克，甜杏仁90克，生甘草90克，罂粟壳90克。

【制法】散剂。取上药上品，称量配齐，共研极细末，贮瓶备用。亦可水泛为丸。

【用法】口服。成人每次服4克，每日服3次，温开水送服。小儿酌减。

【功能】温化寒湿、行气止痛。

【主治】寒湿痢疾，水泻。

孕妇慎用。

【附记】引自《中国当代中医名人志》周楠林方。屡用神效。

93. 久痢丸

【组成】附块15克，熟锦纹（即熟大黄）24克，苦桔梗12克，乌梅15克，槟榔12克，禹余粮24克，罂粟壳15克，薤白头15克，石榴皮24克，川黄连9克，诃子肉15克，苦参片15克，川楝子15克，黑丑15克。

【制法】蜜丸。上药共研细末，蜜泛为丸，如梧桐子大，贮瓶备用。

【用法】口服。每次服20粒，一日服2次，温开水送下。

【功能】温补脾胃、清热化湿、收涩止痛、理气止痛。

【主治】痢疾日久不愈，腹胀，食物难消，精神困顿。

【附记】引自朱良春《章次公医案》。久病缓图，效果甚殊。

94. 解毒消炎片

【组成】穿心莲1000斤。

【制法】片剂。将上药加工洁净，剁成段。先取850斤，热浸3次，时间分别为2小时、1小时、0.5小时。再取150斤研细粉，过 100 目筛，混匀。将以上药液合并，减压浓缩成膏，加入原粉制成软材，干燥，粉碎为细粉，混匀，用 5%淀粉糊或稀乙醇制湿颗粒，干燥，整粒，加 0.5%硬脂酸镁，混合均匀压片，每片 0.25 克。最后包衣：每 100 斤片芯用滑石粉 33～35 斤，白砂糖 38～40 斤，食品用色素靛蓝 2.5 克。贮瓶密闭，置室内阴凉干燥处。

【用法】口服。每次服 5 片，一日服 2 次，温开水送下。小儿酌减。

【功能】解毒消炎。

【主治】慢性痢疾，肠胃炎，结核性胸膜炎，急性扁桃体炎，上呼吸道感染，支气管炎，急慢性泌尿系统感染等症。

【附记】引自《北京市中成药规范》。屡用效佳。

四、阿米巴痢疾

阿米巴痢疾是由致病性溶组织阿米巴原虫侵入人体肠内引起的疾病，属中医“痢疾”范畴。本病一般散发性，夏秋季发病较多。

病 因

现代医学认为，本病的慢性病人和无症状的带虫者，是本病的主要传染源，其排虫粪便中的阿米巴原虫包囊通过手、食物、饮水、苍蝇和蟑螂等途径，由口经消化道进入人体所致。

中医则认为，本病常因饮食不节，或进食不洁之物，脾胃受伤，湿热或寒湿之邪乘虚侵袭脾胃，以致气血阻滞，化为脓血，而为痢疾。如迁延不愈，正气耗伤，甚至下元亏虚，脾肾虚寒。初起多属湿热，日久耗气伤阴，正虚邪恋而形成本虚标实之证，治当详察。

症 状

初起发热、头痛、乏力、或食欲减退，多以腹泻、腹痛开始，大便次数逐渐增多，每日约 2～10 次不等，含脓血黏液，且呈暗红色，有腐败恶臭，此为急性；而慢性则症状反复出现，迁延不愈达 2 个月以上，症状与急性期相仿，且伴有盗汗，消瘦，疲乏，舌红及营养不良，贫血等气阴两虚之征。

治疗24例，治愈23例，无效1例，治愈率达95.8%。

3. 复方鸦胆子丸

【组成】鸦胆子（去壳）45克，贯众15克，银花炭15克，黄蜡60克。

【制法】蜡丸。将鸦胆子、贯众、银花炭共研为细粉，再将蜡烊化，趁热和药粉于臼中，舂匀，将其捻为如黄豆大之丸。晾干，贮瓶备用。

【用法】口服。成人每日服10～15丸，儿童酌减。空腹服用。

【功能】杀虫、止痢、止血。

【主治】慢性阿米巴痢疾。

【附记】引自李文亮《千家妙方》（上）甘均权方。本方妙在以黄蜡为丸，既可杀虫，又可护胃，合而为用，故收捷效。叶桔泉云："鸦胆子在临床上用以治疗慢性虫痢及带变形虫病人，亦可治愈，效果良好。"又本方用治"休息痢"、"冷痢"，多可转危为安，恢复健康。

4. 鸦胆丸

【组成】鸦胆子6克，乌梅9克，诃子9克。

【制法】蜜丸。先将鸦胆子去皮去油（纸浸吸去油），乌梅去（蒸熟）；再与诃子肉共研细末，合匀，炼蜜为丸，如梧桐子贮瓶备用。

【用法】口服。每料分两次服，每日早、晚各服1次。

【功能】杀虫止痢、收敛止泻。

治】慢性阿米巴痢疾。

治疗方药

1. 鸦胆赤石脂丸

【组成】鸦胆子 30 克，赤石脂 60 克，乌梅 60 克，食盐 10 克，陈米饭适量。

【制法】饭丸。先将鸦胆子去油（打碎去壳，用吸水纸反复将油脂吸干），乌梅去核（用温水泡胀即可去核），打烂备用，赤石脂研成细末。将上药共拌均匀，加陈米饭共捣如泥状，制成绿豆大小的丸粒，阴干。贮瓶备用。

【用法】口服。成人每次服 15～20 丸，小儿每次 5～10 丸，根据体质情况酌情增减，日服 2 次，温开水送下。

【功能】清热杀虫、收敛止痢。

【主治】阿米巴痢疾。

【附记】引自胡熙明《中国中医秘方大全》。本方用鸦胆子杀虫，乌梅涩肠，且妙在合用赤石脂、食盐、陈米饭等，既可吸附炎性渗出物，又能对发炎的胃肠黏膜起到保护作用。故而用之效佳。

2. 解毒生化丹

【组成】金银花 20 克，杭白芍 15 克，甘草 6

克，鸦胆子（龙眼肉包）10 粒。

【制用法】口服。先将鸦胆子用温开水送

温服，每日 1～2 剂。

【功能】清热解毒、活血止痢。

【主治】急性阿米巴痢疾。

【附记】引自胡熙明《中国中

【附记】引自《十万金方》（痢疾）于子永方。屡用效佳，一般服 5～6 次即获痊愈。

5. 金黄散

【组成】黄连 9 克，郁金 3 克，鸦胆子 3 克，龙眼肉 30 克。

【制法】丸剂。将鸦胆子仁炒黄色，同黄连、郁金共研细末，用龙眼肉包之，共包 10 丸，备用。

【用法】口服。每次服 1 丸，日服 2 次，早、晚空腹时温开水送下。5 天服完一料。

【功能】杀虫护胃、清热止血。

【主治】痢疾日久，大便下血，下腹部痛，大便阻涩，里急后重，时愈时发。可用于慢性痢疾，阿米巴痢疾。

【附记】引自《集验百病良方》。屡用屡验，一般连服 5～10 天即愈。一般没有反应，若咽药太慢，会微有恶心现象。

6. 止痢蜡丸

【组成】鸦胆子（去壳）30 克，银花炭 15 克，黄连 10 克，木香 6 克，罂粟壳 15 克，黄蜡 60 克。

【制法】蜡丸。先将前 5 味药共研细末，再将黄蜡烊化，离火，趁热入药末拌匀，蜡泛为丸如梧桐子大，贮瓶备用。

【用法】口服。每次服 3～5 克，小儿酌减，一日服 2 次，温开水送服。

【功能】杀虫消炎、止痢止血。

【主治】阿米巴痢疾及慢性痢疾。

【附记】引自《临床验方集》程爵棠祖传秘方。多年应用，屡收良效。

7. 一味鸦胆散

【组成】 鸦胆子（去壳）100克。

【制法】 散剂。将鸦胆子炒黄研为细末，装入胶囊，每粒0.3克。备用。

【用法】 口服。每次服3～4粒，一日服2次，早、晚空腹时各服1次，温开水送下。小儿酌减。

【功能】 杀虫止痢。

【主治】 急、慢性阿米巴痢疾。

【附记】 引自《集验百病良方》。屡用效佳，治愈率达80%以上。亦可将鸦胆子仁装入胶囊5粒。每次服2～5粒，日服3次，饭后吞服之，效果亦佳。

8. 银菊白虎散

【组成】 金银花15克，野菊花15克，生石膏30克，知母15克，枯芩15克，大黄8克，生甘草6克。

【制法】 散剂。上药共研极细末，和匀，贮瓶备用。

【用法】 口服。每次服15克，日服3次，用开水冲服。小儿酌减。同时阿米巴痢疾加吞服鸦胆子仁10粒（龙眼肉包吞）。

【功能】 清热、解毒、止痢或佐杀虫。

【主治】 急性阿米巴痢疾及细菌性痢疾。

【附记】 引自《集验百病良方》。屡用效佳。

9. 白头翁散

【组成】 白头翁30克，黄连、黄柏、秦皮各9克。

【制法】散剂。上药共研极细末，贮瓶备用。

【用法】口服。每次服15～20克，日服3次，开水冲服。

【功能】清热祛湿、解毒止痢。

【主治】急性阿米巴痢疾及细菌性痢疾。

【附记】引自汉代张仲景《金匮要略》。根据经方白头翁汤改为散剂，用之临床，效果颇佳。

10. 复方白头翁丸

【组成】白头翁15克，黄连、黄柏、银花炭各10克，秦皮5克，石榴皮9克，鸦胆子（去壳，去油）15～30克。

【制法】水丸。上药共研细末，水泛为丸如梧桐子大，晾干，贮瓶备用。

【用法】口服。每次服3～5克，一日服2次，早、晚饭后各服1次。小儿酌减。

【功能】清热祛湿、解毒杀虫、止痢止血。

【主治】急性阿米巴痢疾。

【附记】引自《临床验方集》程爵棠经验方。多年应用，效果颇佳。

五、破伤风

破伤风是由破伤风杆菌所致的一种以肌肉阵发性痉挛和紧张性收缩为特征的急性疾病。中医亦称“破伤风”。多在外伤后发病。一般有1～2周潜伏期。新生儿破伤风多于起病48小时内出现典型症状。根据临床表现，一般可分为全身性破伤风、局限性破伤风和头面部破伤风等。

病　因

现代医学认为，本病是由破伤风杆菌毒素所致。诊断有外伤史。

中医学认为，本病是“金创得风”，即本病的发生必须具有创伤和感受风邪两个因素。创伤后，或有感染病灶，失于调治，失血过多，营卫空虚，正气低下，外感风邪，由外达里而发病。肝脏有调节血液的功能，肝主风而主全身筋脉，如风邪入里传肝，肝血不调，筋脉失于濡养，则见筋脉运动失常的病变。如角弓反张、牙关紧闭、四肢抽搐等症，此为外风引动内动所致。若未及时控制，就会导致脏腑功能失和，而致筋脉拘急不止，甚至导致呼吸、循环和全身衰竭。

症　状

早期往往有全身不适，咀嚼不便，已愈合的伤口有刺麻感、肢痛等，继而出现肌强直和肌痉挛，张口困难，牙关紧闭，角弓反张，呼吸与吞咽困难，全身抽搐，窒息，便秘或尿潴留，甚则昏迷。

新生儿破伤风初起多见烦躁不安，继有吸奶困难，吞咽困难，牙关紧闭和全身强直性痉挛，角弓反张多见，易于发生窒息。

治疗方药

1. 止痉散（一）

【组成】蝉衣20克，蜈蚣12克，全虫12克，僵蚕12克，辰砂6克，胆星6克，竹黄6克，0.1克苯巴比妥10片。

【制法】散剂。上药共研为极细末，和匀，贮瓶备用。

【用法】口服。成人每次服6克，小儿0.7～3克，每日服2～3次，以温开水送下。

【功能】宣通经络、驱风豁痰、解毒止痉。

【主治】破伤风。

【附记】引自胡熙明《中国中医秘方大全》甘均权方。本方服后周身微微透出黏腥臭之汗，并尿量增多，病症随解。一般用药7日而愈。

2. 五虫散

【组成】蝉蜕9克，蜈蚣3克，全蝎3克，僵蚕9克，地龙9克，荆芥9克，防风9克，胆南星9克，天麻9克，羌活9克。

【制法】散剂。上药共研极细末，贮瓶备用。

【用法】口服。每次服10克，每日服3次，冷开水冲服。

【功能】疏风、解痉、定搐。

【主治】破伤风。

【附记】引自胡熙明《中国中医秘方大全》皮纯夫方。屡用效佳。

3. 蝉蝎散

【组成】蝉蜕 30 克，天南星 6 克，明天麻 6 克，全蝎 7 个，僵蚕 7 条，朱砂 1.5 克。

【制法】散剂。上药共研细末，和匀，贮瓶备用。

【用法】口服。每次服 6～10 克，一日服 2～3 次，用黄酒 30 毫升加温开水冲服。小儿酌减。

【功能】疏风止痉、化痰安神。

【主治】破伤风。

【附记】引自《集验百病良方》。屡用效佳。一般服药 3～5 次即获痊愈。

4. 鸡矢白散

【组成】蜈蚣 1 条，全蝎、南星、天麻、白芷、防风各 3 克，羌活 6 克，鸡矢白（焙干，研末）10 克。

【制法】散剂。先将上药前 7 味药加清水煎 2 次，每次文火煎沸 0.5～1 小时，过滤，取两汁混合，并浓缩成膏，再烘干研细末，入鸡矢白末同研和匀，备用。

【用法】口服。每次服 5～6 克，小儿酌减，一日服 3 次，用黄酒送服。若牙关紧闭，不能咽药者，可取药末 10 克，用开水冲化，待水温适宜时，作保留灌肠，效果亦佳。

【功能】熄风定惊。

【主治】破伤风。

【附记】引自《集验百病良方》。屡用效佳。方中鸡矢白即鸡粪中之灰白色部分。一方加钩藤5克，丹皮10克，用法同上。

5. 僵蝉散

【组成】蝉蜕、僵蚕各9克，全蝎、地龙各3克，蜈蚣1条。

【制法】散剂。上药先用文火微焙，再共研极细末，和匀，贮瓶备用。

【用法】口服。新生儿破伤风于开始时好哭，烦躁，鼻准头和人中呈现黄色，逐渐下颌强直，不能张口。此时取上药末3克，开水调匀，慢慢喂服。

如患儿出现唇口收缩，舌体强硬，牙关紧闭，口吐白沫，啼声不出，吞咽困难，口眼及面颊不断抽搐，呈苦笑面容，此时将上药末3克，用开水60毫升化匀，分3次鼻饲，每1～2小时1次，一日鼻饲9克。

如面唇青紫，颈项强直，角弓反张，四肢抽搐频繁，呼吸气促，这是严重危险征象。即用上方水煎2次，过滤，留约180毫升，每1小时鼻饲30毫升，每次鼻饲加犀角粉0.3克，1次鼻饲完。如痉挛未缓，继用2剂，方法同上。如痉挛已缓，每2小时鼻饲1次，如能积极抢救，可获治愈。

【功能】熄风、止痉。

【主治】新生儿破伤风。

【附记】引自《医方秘典》（内部资料）。临床屡用，效果极佳。

6. 复方四虫散

【组成】蝉蜕20克，全蝎、蜈蚣、僵蚕、防风、钩藤各15克，竹黄、胆南星、辰砂各7克，0.1克苯巴比妥10片。

【制法】散剂。上药共研极细末，和匀，贮瓶备用。

【用法】口服。成人每次服 6 克，小儿 0.7～3 克，每日分早、中、晚各服 1 次。

【功能】宣通经络、熄风止痉。

【主治】破伤风。

【附记】引自《程氏医学笔记》。屡用屡验，一般服药 6～8 日即获痊愈。

7. 地龙荆防散

【组成】地龙、蝉蜕、天麻、羌活、防风、荆芥、胆南星各 9 克，钩藤、赤芍、明矾各 10 克，蜈蚣、全虫各 5 克。

【制法】散剂。上药共研极细末，过 120 目筛后，装入干净瓷瓶内备用。

【用法】口服。每次服 6 克，小儿酌减，每日服 2～3 次，以凉开水冲服。3 天为 1 疗程，直至痊愈为止。

【功能】平肝熄风、驱风止痉。

【主治】破伤风。

【附记】引自《集验百病良方》。屡用屡验，一般服药 2～3 个疗程后即获痊愈。

8. 玉真散（一）

【组成】生白附子 360 克，防风 30 克，白芷 30 克，生天南星 30 克，天麻 30 克，羌活 30 克。

【制法】散剂。取上药上品，称量配齐，共研为细粉，混合均匀，过 80～100 目细罗。装 3 克一袋，备用。

【用法】口服。每次服 0.9～1.5 克，或遵医嘱服。外用时，每取药末适量调敷患处。

【功能】 散风止痛。

【主治】 由跌打损伤、金疮出血引起的破伤风，症见牙关紧闭，抽搐，角弓反张等。兼治冻疮。

孕妇忌内服。

【附记】 引自《全国中药成药处方集》。屡用效佳。本药当装盒密封，置室内阴凉干燥处，勿受潮湿。

9. 破伤风散

【组成】 生南星 1.5 克，生草乌 30 克，白芷 9 克，乌药 9 克，槟榔 9 克，桂皮 3 克，荆芥 3 克，羌活 3 克，苍术 6 克，胡椒 3 克，葱白 20 寸。

【制法】 散剂。上药烘干共研极细末，和匀，贮瓶备用。

【用法】 口服。每次用烧酒冲服 9 克，每日 1 次。外用时，每取此散适当，以生姜汁调敷患处，五日换药 1 次。

【功能】 祛风除湿、温经通络。

【主治】 预防破伤风。

【附记】 引自《陕西中医验方选编》（外、五官、针灸科部分）。屡用效佳。

10. 二白天麻散

【组成】 明天麻、生南星、姜黄、干姜、白芷、防风各 15 克，白附子 180 克。

【制法】 散剂。上药共研极细末，和匀，贮瓶备用。

【用法】 口服。成人每次服 9 克，初生小儿，每次服三厘，一日服 3 次，黄酒送下（小儿还可用此散撒脐部）。

【功能】驱风止痉。

【主治】成人及初生儿破伤风。

【附记】引自《集验中成药》孙林卿方。屡用效佳。

11. 僵蝎散

【组成】胆南星、防风、白芷、天麻、白附子、全蝎、僵蚕、羌活各等分。

【制法】散剂。上药共研极细末，和匀，贮瓶备用。

【用法】口服。每次服 9 克，一日服 3 次，童便送下。

【功能】祛风化痰、熄风止痉。

【主治】破伤风。

【附记】引自《集验中成药》。西安铁路局中心医院经验方。屡用效佳。

12. 于氏蜈僵散

【组成】僵蚕（炒黄）10 个，蝉蜕（炒黄）10 个，蜈蚣（炒黄）1 条，朱砂 1.5 克，牛黄 0.15 克。

【制法】散剂。取上药上品，称量配齐，共研极细末，和匀，贮瓶备用。

【用法】口服。每次用 1/4 量，用乳汁送服。

【功能】驱风通络、熄风镇痉、清热解毒。

【主治】新生儿破伤风。

【附记】引自胡熙明《中国中医秘方大全》。临床屡用，多为服药 1 次即愈。一般服药后 1～2 小时，肠鸣音活跃，排气，即为药已奏效，抽搐逐渐停止，全身症状消除，最长不超过 12 小时即可痊愈，效佳。

13. 蝉蜕止痉散

【组成】蝉蜕 50 克，僵蚕 6 个，全蝎 10 个，蜈蚣 1 条，地龙 6 克。

【制法】散剂。上药共研极细末，和匀，贮瓶备用。

【用法】口服。每次服 10 克，每日服 3 次，温开水送服。小儿酌减。

【功能】驱风通络、熄风镇痉。

【主治】破伤风及新生儿破伤风。

【附记】引自《集验百病良方》。屡用效佳。

14. 止痉散（二）

【组成】蜈蚣、全蝎各等份。

【制法】散剂。上药烘干共研极细末，和匀，贮瓶备用。

【用法】口服。每次服 1.5 克，一日服 2 次，温开水送下。

【功能】熄风止痉（抗惊厥）。

【主治】手足抽搐、角弓反张之症。主要适用于破伤风。

【附记】引自马有度《医方新解》。本方用于乙型脑炎之抽搐，宜与清热解毒药同用。亦可用于癫痫、头风痛及关节痛者。

15. 玉真散（二）

【组成】生南星、白芷、防风、羌活、天麻、白附子各 30 克。

【制法】散剂。上药共研极细末，和匀，贮瓶备用。

【用法】口服。用于开放性骨折及皮肤有外伤患处，每次服

3～6 克，一日服 3 次，温开水送服。

【功能】祛风止痉。

【主治】破伤风，并预防破伤风感染。

【附记】引自明代陈实功《外科正宗》。笔者应用时，依本方，白附子倍量（60 克），加止痉散（方 14）30 克。用法同上。验之临床，效果尤佳，且奏效快，疗效高。

16. 加味蜈蚣散

【组成】蜈蚣（去头足）3 克，轻粉 0.75 克，朱砂 9 克。

【制法】散剂。上药共研极细末，和匀，贮瓶备用。

【用法】口服。每次服 4～5 克，贮瓶备用。

【功能】搜风解毒、通络止痉。

【主治】破伤风。

【附记】引自程爵棠《百病中医膏散疗法》。屡用效佳。又用蝉蜕一味，为细末，每次服 15 克，黄酒冲服，一日服 2～3 次，治疗破伤风 33 例，痊愈 32 例，有效率为 97.5%。

17. 麻黄散

【组成】火麻皮 125 克，雄黄 5 克。

【制法】散剂。先将火麻皮烧灰存性，研细末，与雄黄粉同研细和匀，分成 4 份，备用。

【用法】口服。每取 1 份，根据患者酒量，加适量白酒（或黄酒）调和，用白开水送服。服后盖被令患者出汗为度，每日服 2 份。

【功能】发汗、解毒、祛风、止痉。

【主治】破伤风。

【附记】引自《中国当代中医名人志》王大勇方。屡用特效。

18. 麝香玉真散

【组成】麝香1.5克，硫黄3克，玉真散［即天南星（姜汁炒）、防风、白芷、天麻、羌活各6克，白附子75克］6克。

【制法】散剂。上药共研极细末，和匀，贮瓶备用，勿泄气。

【用法】口服。每次服3～9克，一日服3次，黄酒送服。

外用：用一枚鸡蛋在上开一小孔，倾出内容物，将此散装入鸡蛋内摇，使药面沾在蛋壳内皮上，多者倒出。然后将有孔端敷在伤外，用白面糊将蛋壳孔与皮肤黏紧，然后烧烤蛋壳，使蛋内药蒸发进入伤口，边烤边在蛋壳上抹香油，防止烤焦。

【功能】解毒、祛风、止痉。

【主治】破伤风。

孕妇忌服。

【附记】引自程爵棠《百病中医膏散疗法》。本方为山东友人传给黄丹庭的九世祖传秘方。屡用特效。

19. 指发散

【组成】老人指甲0.5克，老人头发、线麻（根节）各9克。

【制法】散剂。上药用青麻桔焙烧成灰，研细备用。

【用法】口服。上药1次用黄酒3杯送服，服后汗出即愈。

【功能】发汗、祛风、活血、止痉。

【主治】预防破伤风。

【附记】引自程爵棠《百病中医膏散疗法》。屡用特效。又用雄鸡屎白9克，焙干研末，用烧酒冲服。用治破伤风，效果很好。

20. 一字散

【组成】金头蜈蚣（去头足炙）1条，草乌头、天麻各15克，全蝎3克，白芷9克。

【制法】散剂。上药共研极细末，和匀，贮瓶备用。

【用法】口服。每次服1.5克，如果发热，用茶清调下，寒温或黄酒调下，不拘时服。

【功能】祛风止痉。

【主治】破伤风。

【附记】引自明代王肯堂《证治准绳》。屡用特效。

21. 急风散

【组成】麝香（另研细）1.5克，朱砂30克，生黑豆7.5克，草乌头（煅烧存性）105克。

【制法】散剂。上药共研极细末，和匀，贮瓶备用，勿泄气。

【用法】口服。破伤风每次服3克，不拘时温酒调下，如出伤口异物，先用温酒调3克，就将此药贴上。

【功能】熄风止痉。

【主治】诸疮破伤风。

孕妇忌服。

【附记】引自明代王肯堂《证治准绳》。屡用效佳。

22. 镇风散

【组成】鳔胶（切段微焙）、杭粉（焙黄）、皂矾（炒至红色）各30克，朱砂（另研）9克。

【制法】散剂。取上药上品，称量配齐，共研极细末，和匀，贮瓶备用。

【用法】口服。每次服 6 克，用温黄酒调服，一日服 3 次。

【功能】镇风止痉。

【主治】破伤风，诸药不效，事在危急者。

【附记】引自日本丹波元坚《杂病广要》。屡用神效。

23. 通应散

【组成】天南星（炮）、白僵蚕（炒）、干蝎（炒）、鳔胶（炮）各等份。

【制法】散剂。上药共研极细末，和匀，贮瓶备用。

【用法】口服。每次服 1.5 克，用黄酒调匀灌服，立愈。

【功能】祛风止痉。

【主治】破伤风。

【附记】引自日本丹波元坚《杂病广要》。屡用效佳。又《杂病简便》用黄蜡、乱丝、好麻、头发各 6 克，炒焦研细末，用好酒冲服，汗出即愈。重者不过 2 服。效佳。

六、肺结核

肺结核是一种由结核杆菌引起的慢性肺部感染性传染病，中医叫做“肺痨”或“劳瘵”。《严氏济生方》云：“夫劳瘵一证，为人之大患，凡受此病者，传染不一，积年染疰，甚至灭门，可胜叹哉。”

病　因

现代医学认为，此由结核杆菌传染所致。

中医学认为，本病多因体质虚弱，正气不足，抵抗力差所致。又肺为清虚之娇脏，不耐邪侵，如痨虫侵蚀于肺，肺气受损，清肃之令不行，而肺气上逆，加之饮食不洁，或长期接触矽尘，或与结核病人共用碗筷吃饭，或吃病人剩余食物，或经常与患者接触等，易致结核杆菌感染而致病。且发病缓慢。日久不愈，又可累及心肾与脾，形成气阴亏虚，或阴虚火旺之征。

症　状

初起一般症状较轻，咳嗽不甚，或有四肢结节性红斑，仅神疲乏力，食欲不振。部分病人有胸痛，咯血。继则咳嗽加重，午后潮热，两颧发赤，唇红口干，咯血盗汗，失眠，身体消瘦，或伴周身不适，精神萎靡，性情烦躁，心悸等症。男子多伴梦遗，女子多伴月经不调或经闭，或伴胸痛、呼吸困难等局部症状。听诊可见呼吸音减弱，偶尔可听到啰音。一般分浸润型和空洞型。前者多见于初期，后者多见于晚期。临床所见，早期多气阴不足，后期多阴虚火旺。在慢性病程中，病情恶化，可有高热畏寒，紫绀气促，肺萎缩，肺气肿，渗出性胸膜炎等变证。

治疗方药

1. 复方白及散

【组成】生百部10克，煅牡蛎20克，白及30克。

【制法】散剂。上药共研极细末，和匀，贮瓶备用。

【用法】口服。每次服4克，一日服3次，以温开水冲服。

【功能】养阴润肺、化痰止咳。

【主治】肺结核。

【附记】引自胡熙明《中国中医秘方大全》。三药共用能调整机体的防御机能，对肺痨有良好的治疗作用，且百部、白及有抑制结核杆菌的作用，故屡用效佳。

2. 金牛丸

【组成】紫金牛60克，侧柏叶24克，十大功劳叶30克，五指毛桃60克，百合18克。

【制法】蜜丸。上药共研细末，炼蜜为丸如梧桐子大，贮瓶备用。

【用法】口服。每次服3克，日服3次，温开水送服。

【功能】益气固表、止血除嗽。

【主治】浸润性肺结核，或在抗痨治疗过程中对第一、二类抗痨药物产生副作用而不能耐受者。

【附记】引自胡熙明《中国中医秘方大全》。屡用有效，对浸润型肺结核的疗效比其他类型要好，而且对接受过长期其他抗痨药物治疗的病人，其疗效并不亚于初治者。用本方治疗后，能改善食欲，增加体重，保护药物性肝功能损害。但用药后有的患者略有便溏。

3. 肺结核流浸膏

【组成】夏枯草 240 克，益母草 90 克，当归 45 克，桔梗 90 克，丹参 60 克，沙参 90 克，陈皮 45 克，百合 45 克，半夏 45 克。

【制法】膏剂。取上药上品，称量配齐，水煎 3 遍，过滤取汁，三次药汁合并混匀，加白及粉 150 克，肺霜 60 克，红糖 120 克，拌匀，文火收膏，收贮备用。

【用法】口服。每次服 20 毫升，每日服 3 次。同时配服加味益肺汤，每日 1 剂。

【功能】益肺健脾、行瘀化痰、散结。

【主治】浸润型肺结核。

【附记】引自李文亮《千家妙方》（上）刘惠民方，汤膏并治，效果甚佳。

加味益肺汤：沙参 9 克，紫菀 12 克，桔梗 9 克，炙甘草 6 克，炒杏仁 9 克，百部 9 克，夏枯草 12 克，陈皮 9 克，半夏 9 克，白及 15 克，山药 24 克，白术 9 克，鸡内金 12 克，白豆蔻 9 克，当归 9 克，炒酸枣仁 18 克，炙桑皮 9 克。每日 1 剂，水煎两次，混合分 2 次服。

4. 白黄四味散

【组成】白及 4 份、生大黄 3 份，儿茶 2 份，白矾 1 份。

【制法】散剂。上药共研细末，贮瓶备用。

【用法】口服。每次服1克，一日服4次，温开水送服。

【功能】化瘀宁络。

【主治】肺结核咯血。

【附记】引自李文亮《千家妙方》（上）程亦成方。屡用效佳，一般5日后咯血可止。本方还可用于治疗支气管扩张咯血，能收到良好效果。

5. 抗痨月华丸

【组成】沙参90克，天门冬120克，款冬花150克，麦门冬、百部、茯苓各120克，阿胶90克，夏枯草300克。

【制法】蜜丸。上药共研细末，炼蜜为丸，每丸重10克，备用。

【用法】口服。每次服1丸，每日服2～3次，温开水送下。

【功能】养阴润肺、化痰散结。

【主治】肺结核。

【附记】引自《集验百病良方》。临床屡用，疗效满意。

6. 壁虎散

【组成】壁虎适量。

【制法】散剂。将壁虎放在土瓦片上焙干，共研细末，装入胶囊（无胶囊可用同量壁虎粉），每粒重0.25克，备用。

【用法】口服。成人每次服3～4粒，小儿1～2粒，一日服3次，温开水送服。若小孩服药困难，亦可每次用壁虎1只，剁碎炒鸡蛋食，每日2次。连服3个月为1疗程。治疗期间不加任何抗结核药物。

【功能】解毒散结。

【主治】肺结核及肺门淋巴结核。

【附记】引自《程氏医学笔记》。屡用屡验，疗效满意。

7. 白及丸

【组成】白及 1000 克，百部、川贝母、百合、牡蛎各 300 克。

【制法】蜜丸。取上药共研为细末，炼蜜为丸，每丸重 10 克，收贮备用。

【用法】口服。每日早、晚各服 1 丸，或一日服 3 次，饭后服。糖开水送下，连服半年。

【功能】化痰散结、润肺生肌。

【主治】慢性纤维空洞型肺结核。

【附记】引自《集验百病良方》。坚持服用，效果甚佳。

8. 白百山甲丸

【组成】白及、百部、牡蛎、穿山甲各 150 克。

【制法】蜜丸。上药用黄砂拌炒，筛去砂，将诸药共研极细末，用糯米汤及白蜜调和为丸，如梧桐子大，贮瓶备用。

【用法】口服。病轻者每次服 3 克，病重者每次服 4.5 克，每日服 3 次，空腹时用温开水送下。2 个月为 1 疗程。如症重未愈者，可继续服第 2 个疗程。如遇感冒，可暂时停药。服药后如觉口渴，可吃一些水果。

【功能】化痰通络、抗痨生肌。

【主治】浸润型和空洞型肺结核。

【加减】痰多者，加川贝母 150 克；阴虚者，加阿胶珠、麦冬各 90 克。

【附记】引自《集验百病良方》。每遇此病，辄用此方，功效卓著，是一首治疗肺结核的良方。

9. 石膏散

【组成】生石膏 100 克，粉甘草 30 克，朱砂 10 克。

【制法】散剂。上药共研极细末（均不能以火焙干），装瓶备用。

【用法】口服。3～6 岁，每次服 2 克；7～9 岁，每次服 3 克；10～13 岁，每次服 4 克；13 岁以上儿童，每次服 4.5 克。每日服 3 次，白温开水送服。

【功能】清热解毒、散结安神。

【主治】小儿肺门淋巴结核。

【附记】引自《集验百病良方》。屡用效佳。笔者应用，常依本方加夏枯草、百部、白及各 30 克。用法同上。用之临床，效果尤佳。

10. 诃子亮音丸

【组成】诃子肉（生煨各半）30 克，苦桔梗（生炒各半）30 克，粉甘草（生炙各半）30 克，凤凰衣 15 克。

【制法】水丸。取上药上品，称量配齐，共研细面，冰糖 120 克熬化兑入药粉做药球，每丸重 1.5～2 克。备用。

【用法】口服。每取 1 丸，含化服之，每日服 2～3 次。

【功能】宣肺亮音。

【主治】肺结核音哑。

【附记】引自祝谌予《施今墨临床经验集》。屡用效佳。还可用治声音嘶哑症，效果亦佳。可作为保护声带之常备药。

11. 结瘤双消丸

【组成】田三七、炙百部、左牡蛎各 30 克，白及面 60 克，杭白芍、青橘叶各 30 克，北柴胡、苦桔梗各 15 克，南红花、干薤白、炒香附、云苓块各 30 克，炙黄芪 60 克，制乳香、紫河车、紫丹参、制没药、北沙参、炒白术、炙甘草各 30 克。

【制法】蜜丸。取上药上品，称量配齐，共研细末，炼蜜为丸，每丸重 6 克，收贮备用。

【用法】口服。每次服 1 丸，每日早、晚各服 1 次，白开水送服。配服异烟肼。

【功能】益气养阴、软坚化瘀、理气化痰。

【主治】肺结核瘤。症见消瘦，面色无华，形神委顿，咳嗽气短，食欲不振，偶有盗汗等。

【附记】引自祝谌予《施今墨临床经验集》。服药三月余，诸症显著减轻，食欲转佳，体力增强，病趋基本初愈。

12. 二参安神丸

【组成】西洋参、磁朱丸、瓦楞子、野党参、云苓块、海浮石、三七面、炒白术、炙紫菀各 30 克，白及面 60 克，清半夏、炙百部、炒远志、化橘红、左牡蛎各 30 克，柏子仁 60 克，炒枳壳、杭白芍、苦桔梗、干薤白、紫河车、炙甘草各 30 克。

【制法】蜜丸。上药共研细末，炼蜜为丸，每丸重 10 克，收贮备用。

【用法】口服。每次服 1 丸，每日早、晚各服 1 次，白开水送下。

【功能】益气健脾、理气化痰、安神定志。

【主治】肺结核瘤恢复期。

【附记】引自祝谌予《施今墨临床经验集》。坚持服用，大见功效。

13. 山药核丸

【组成】白及 60 克，天生磺、橘络、橘红各 30 克，金石斛 60 克，紫菀 30 克，苍术 60 克，诃子肉 30 克，白术 60 克，人参 30 克，禹余粮、云茯苓各 60 克，砂仁、小青皮各 15 克，甘草 60 克，车前子 30 克，朱茯神 60 克，炒远志、五味子、紫厚朴各 30 克。

【制法】丸剂。上药共研细末，用怀山药 600 克打糊为丸，每丸重 10 克。收贮备用。

【用法】口服。每次服 1 丸，每日早、晚各服 1 次，白开水送服。

【功能】健脾和胃、化痰散结、养阴安神。

【主治】肺结核合并肠结核。

【附记】引自《施今墨临床经验集》。坚持服用，效果甚佳。

14. 复方三参丸

【组成】人参、西洋参、北沙参各 30 克，白于术、莲肉各 60 克，天生磺 25 克，白及、远志、紫河车各 30 克，云苓块 60 克，龙涎香 6 克，诃子肉（煨）30 克，山药 60 克，阿胶 60 克，五味子 30 克，广陈皮 15 克，砂仁 15 克，广木香 12 克，清半夏 30 克，甘草 20 克。

【制法】丸剂。上药共研细末，用雄猪肚一个煮极烂，共捣如泥合丸，每丸重 10 克，收贮备用。

【用法】口服。每次服1丸，每日早、晚各服1次，白开水送下。

【功能】益气健脾、润肺理肠、化痰散结。

【主治】肺结核合并肠结核，症见便溏，食欲不佳，精神委顿，气促心慌等。

【加减】睡眠梦多，加琥珀15克，酸枣仁30克。

【附记】引自《施今墨临床经验集》。屡用效佳。

15. 疗肺宁片

【组成】百部、一见喜（即穿心莲）、山海螺（即羊乳根）各9克，白及4.5克。

【制法】片剂。上药用量制成30片。150片塑料袋装。

【用法】口服。每次服10片，一日服3次。3个月为1疗程。

【功能】润肺止咳、化痰消炎。

【主治】浸润型肺结核，结核空洞，或其他类型肺结核。

【附记】引自叶显纯《常用中成药》。临床屡用，都可收到较好的疗效。本方可单用，或与第一类抗结核药物同用。笔者应用时，多改为水丸服用，效果亦佳。本方无副作用。

16. 复方金荞片

【组成】开金锁180克，生干蟾、鱼腥草、百部、一见喜各120克。

【制法】片剂。150片瓶装，每片含生药1.8克。

【用法】口服。每次服4～6片，每日服4次，吞服，温开水送下。

【功能】清热、解毒、抗痨。

【主治】肺结核，结核性胸膜炎，骨结核，红斑狼疮等。

【附记】引自叶显纯《常用中成药》。屡用效佳。本方配合西药抗痨药治疗肺结核、结核性胸膜炎、骨结核具有一定疗效，对红斑狼疮也有一定治疗作用。同时治疗肺脓疡（肺痈）也有效，不过在用量上可以适当增加些。

本方应与异烟肼合并使用，无副作用。

17. 百合固金丸

【组成】百合（蜜炙）、当归、川贝母、甘草各 100 克，生地黄 200 克，熟地黄 300 克，麦门冬 150 克，玄参 80 克，桔梗 80 克，白芍 100 克。

【制法】蜜丸。取上药上品，称量配齐。生地、熟地、麦门冬单放。将百合等 7 味药共轧为粗末，取部分粗末，与地黄等 3 味同轧碎或抗烂，晒干或低温干燥，再共轧为细粉，和匀过80～100 目筛。再制丸，炼蜜［每药粉 300 克，约用炼蜜（110℃）240 克，和药时温度 100℃］与上药粉搅拌均匀，成滋润团块，分坨，搓条，制丸，每丸重 9 克，一料制 73 丸。收贮密封备用，置室内阴凉干燥处。

【用法】口服。每次服一丸，日服 1～2 次，温开水送服。

【功能】养肺润燥。

【主治】由阴虚火旺引起的肺虚喘咳，咽痛失血及虚劳骨蒸，午后潮热，口干，小便赤等症。可用于肺结核，慢性喘息性支气管炎，咽炎，咯血等病症。

脾胃虚寒者慎服用。便溏，外感咳嗽寒咳或大量咯血者勿服。

【附记】引自《全国中药成药处方集》。屡用效佳。忌油腻、腥冷、辛辣、烟酒。

18. 安肺宁嗽丸

【组成】嫩桑叶、儿茶、硼砂、苏子(炒)、粉甘草各30克。

【制法】蜜丸。上药共研细末，炼蜜为丸，每丸重9克，备用。

【用法】口服。每次服1丸，每日早、晚各服1次，温开水送下。

【功能】宣肺散热、理痰宁嗽、降气定喘。

【主治】肺郁痰火及肺虚热作嗽，兼治肺结核。

【附记】引自近代张锡纯《医学衷中参西录》。张氏云："方中硼砂、儿茶，医家多认为疮家专药。不知其理痰宁嗽，皆为要品。且二药外用，能解毒化腐生肌，故内服亦治肺结核，或肺中损烂，亦甚效验。"确为经验之谈。本方验之临床，效果确实。

19. 补肺固金丸

【组成】北沙参、黄精、鳖甲、牡蛎、山药各150克，百合120克，天门冬、麦门冬、白及、百部、枇杷叶各100克，知母、川贝母、桃仁、阿胶珠各90克，川黄连60克，大黄、甘草各30克。

【制法】蜜丸。上药共研细末，炼蜜为丸，每丸重10克。包装备用。

【用法】口服。每次服1丸，一日服3次，白开水送服。

【功能】益气健肺、养阴清热、杀虫补肺。

【主治】浸润型肺结核，空洞型肺结核。

【附记】引自《中国当代中医名人志》李兴培方。验之临床，坚持服用，每收良效。

20. 瓦劳尼力成丸

【组成】 牛黄 1.5 克，白檀香、石膏、胡黄连、红花各 5 克，紫花地丁 15 克，麦门冬 5 克，诃子肉 15 克，建莲子、栀子、青木香各 15 克，苦参 10 克，闹阳花 15 克，钩藤 10 克，山柰、五味子、葡萄干、草河车、玉簪花、远志、茵陈、白巨胜、草乌叶各 5 克，狐狸肺 1 个。

【制法】 蜜丸。上药除牛黄、狐狸肺外，余 22 味，共研极细粉，将牛黄、狐狸肺研细，与以上 22 味配研，和匀，炼蜜为丸，每丸重 5 克。晾干，收贮备用，密封，勿受潮。

【用法】 口服。每次服 1 克，一日服 2 次，温开水送服。

【功能】 补肺、清热、解毒、止痛。

【主治】 空洞型肺结核，兼治溃疡型颈淋巴结核。

【附记】 引自《中国当代中医名人志》吴井昌方。屡用效佳。

21. 蜈蛤散

【组成】 蜈蚣 6 条，蛤蚧 1 对，川贝母 50 克，白及 50 克，三七末 20 克，冬虫夏草 20 克，黄精 30 克，甘草 20 克，炙百部 20 克，胎盘 100 克，明矾 10 克，海浮石 50 克，黄瓜子（单研）500 克。

【制法】 散剂。先将黄瓜子炒黄稍凉，研细末过罗，其他药物共研为细粉，与前药混合，拌匀，盛瓷器瓶备用（置干燥处）。

【用法】 口服。取鸡蛋 1 枚，搅碎，用白开水冲成蛋汤，加冰糖（适量），再加一汤匙药面（约 7 克），和匀服之。每日早、晚空腹各服 1 次。

【功能】补肺杀虫、化痰散结、止血生肌、益肾纳气。

【主治】浸润型肺结核咯血，纤维空洞型肺结核咯血。

【附记】引自《中国当代中医名人志》高树人方。屡用效佳。本方对不同类型结核病，如结核性腹膜炎、结核性胸膜炎、散发性结核等也有良好效果。

22. 黄连白及丸

【组成】黄连 100 克，白及 250 克，百部 250 克，百合 200 克，党参 150 克，麦门冬 40 克，五味子 40 克，全蝎 20 克，僵蚕 20 克，地龙 30 克，田七 25 克，蜈蚣 25 克。

【制法】蜜丸。上药按古法及规范炮制配料干燥混匀共研为细粉，加炼蜜 50%机制小蜜丸（或大蜜丸）。本品为黄褐色小蜜丸，气微香味甘苦，以符合药典蜜丸项下要求为合格。

【用法】口服。每次服 8 克（约 50 粒），一日服 3 次，温开水送服或遵医嘱。

【功能】润肺镇咳、止血消炎、润肠杀菌。

【主治】空洞型肺痨及各型肺结核，以及慢性支气管炎等。

【附记】引自《中国当代中医名人志》李金城方。屡用效佳。

23. 肺 痨 丸

【组成】三七 30 克，川贝母 40 克，浙贝母 40 克，白及 50 克，白果仁 30 克，百部 40 克，百合 40 克，五味子 30 克，杏仁 30 克，云苓 30 克，桔梗 40 克，海浮石 30 克，黄瓜籽 50 克，阿胶 30 克，蛤蚧 1 对。

【制法】蜜丸。上药共研细末，炼蜜为丸，每丸重 15 克，备用。

【用法】口服。每次服 1 丸，每日服 3 次，温开水送服。

【功能】散瘀化痰、润肺益肾、杀虫止血。

【主治】肺结核咯血。

【附记】引自《中国当代中医名人志》石仁善方。一般连服 2～3 料可达痊愈。忌烟酒及辛辣之物。

24. 钟乳补肺丸

【组成】钟乳石、紫白石英各 18 克，肉桂 6 克，麦门冬 18 克，五味子 12 克，蛤粉炒阿胶 24 克，北细辛 9 克，款冬花 12 克，干地黄 24 克，淡干姜 6 克，元龟板 18 克，糯米 30 克。

【制法】蜜丸。上药共研细末，炼蜜为丸，如梧桐子大，贮瓶备用，置干燥处，勿受潮。

【用法】口服。每次服 30 粒，每日早、晚各服 1 次，温开水送服。

【功能】养阴润肺、温补下元、化痰止嗽。

【主治】肺结核（肺肾两虚型）。

【附记】引自朱良春《章次公医案》。屡用效佳。章氏云："主因不除，热无由而解。"此下元素虚之人，故甘寒、甘温并用，"甘寒增加期营养，甘温唤起生活力"。故用之效佳。

25. 华盖玉金丹

【组成】白及、川贝母、女贞子、沙参各 30 克，百部、百合、生山药各 50 克，甘草、鸡内金各 30 克。

【制法】水丸。上药共研细末，水泛为丸，如梧桐子大，贮瓶备用。

【用法】口服。每次服 6 克，一日服 2 次，温开水送服。

【功能】滋肺、抗痨、止咳。

【主治】肺结核，症见午后潮热，倦怠乏力，胸中隐痛，干咳少痰，时痰中带血丝，舌质红，苔薄白，或舌红少苔，脉细数。

【附记】引自秦世云《临证要方》。屡用效佳，有验案可证。

26. 肺得治片

【组成】穿心莲 781.25 克，十大功劳 781.25 克，甜牛力根 781.25 克。

【制法】片剂。将上药分研细粉。先取穿心莲用乙醇加热提取，提取液回收乙醇制成浸膏；十大功劳根及甜牛力根用水加热提取，用 70％乙醇处理沉淀杂质，滤液回收乙醇后制成浸膏。将上述浸膏合并，加适量辅料混合，制成颗粒压片，每片 0.50 克（相当含生药 2.34 克）。一料制片 1000 片，包衣，贮瓶备用。

【用法】口服。每次服 4～6 片，每日服 3～4 次，温开水送服。

【功能】清热、润肺、化痰、止咳。

【主治】各种类型的肺结核及肺炎等。

【附记】引自曹春林《中药制剂汇编》。屡用效佳。

27. 胎盘百部丸

【组成】胎盘（焙黄焦）（以无传染病产妇第一胎男孩最好）4 个，百部（焙）500 克，白及 250 克，未生蛋母鸡（约 2 斤重）1 只。

【制法】丸剂。先将前 3 味药共研细末，再将鸡去毛及内脏，放适量水浓煎去骨及渣，以鸡汤为丸如黄豆大。贮瓶备用，置干燥处，勿受潮湿。

【用法】口服。每次服 9 克，每日早、晚各服 1 次，以蛋汤或肉汤送服。

【功能】补虚敛肺。

【主治】肺结核。

【附记】引自《湖南科技情报》（医药卫生）。屡用效佳。

28. 抗痨丸（一）

【组成】不出林 7.5 克，黄龙退壳 3 克，五指牛奶 3 克，白及 3 克，百部 3 克，桑白皮 1.5 克。

【制法】蜜丸。将上药洗净，祛除杂质，晒干，分放备用。先将白及研细末，过 80～100 目筛，备用。再将不出林、百部、桑白皮加清水 8～10 倍量煮沸 4 小时。黄龙退壳、五指牛奶加水 8～10 倍量煮沸 5 小时，分别过滤，即第 1 次滤液；药渣再各加水 8～10 倍量煎煮，时间同上，过滤，弃渣，到第 2 次滤液。合并两次滤液，浓缩成浸膏。浓缩时应不断搅动，以免焦化变质。待浸膏冷却后，及时加入白及粉（以免浸膏久置变质），混合拌匀，成粉粒状，晒干或烘干（50℃～60℃），研细，过 80～120 目筛，炼蜜（置锅内文火加热，一般 2～3 小时，至呈茶褐色即得）为丸，每丸重 3 克，分装备用。

【用法】口服。每次服 1 丸，每日服 3 次，温开水送服。

【功能】益气补肺、抑菌消炎。

【主治】肺结核。

【附记】引自广西植物研究所《抗痨丸研究资料》。屡用有效。

另注：干粉与炼蜜的比例为 1∶0.60～0.65。

29. 利肺片

【组成】百部105斤，百合40斤，五味子65斤，生枇杷叶50斤，白及135斤，生牡蛎55斤，冬虫夏草5斤，蛤蚧5对，甘草膏6斤。

【制法】片剂。取五味子、生枇杷叶，煮提2次，时间分别为3小时和1小时。取百部、百合用60%～70%回流2次，第一次加乙醇4倍量回流3小时，第二次加乙醇3倍量回流1小时，过滤，药渣回收乙醇后弃去，药液回收乙醇浓缩至比重1.40，温度50℃。再将白及、生牡蛎、冬虫夏草、蛤蚧（用尾）、甘草膏粉碎为细粉，过100目筛，混合均匀。煎煮液合并，过滤，沉淀，减压浓缩至比重1.40，温度（50℃）的稠膏。加入原药粉制成混膏，干燥，粉碎为细粉，置混合机内，用70%糖浆30斤（即白砂糖21斤）和70%～75%乙醇混合黏合剂，制粒，干燥，过12～14目筛，加入0.05%硬脂酸镁，混匀压片，片重0.27克。包糖衣（每100片芯用滑石粉33～35斤，白砂糖38～40斤，食用色素胭脂红1.66克）。

【用法】口服。每次服4～6片，每日服3次，温开水送服。

【功能】驱劳补肺、镇咳化痰。

【主治】肺痨咳嗽，咯痰咯血，气虚哮喘，慢性气管炎，久嗽等症。

【附记】引自《北京市中成药规范》（第二册）。屡用效佳。

30. 养肺片

【组成】北沙参1000克，百部500克，白果仁500克，白及300克，炒白术300克，当归300克。

【制法】片剂。先将北沙参、白果仁、白及、当归、白术共研细粉过120目筛；再将百部酌予细断，水煎3次，分次过滤，合并滤液，浓缩成膏。将药粉加入浓缩膏中，加适量黄糊精，混合均匀，制成颗粒，干燥，加硬脂酸镁，和匀，压片，每片重0.5克。装瓶备用。

【用法】口服。每次服5片，每日服3次，温开水送服。

【功能】养肺阴、止咳嗽。

【主治】肺结核咳嗽，发热，虚烦，食少。

【附记】引自《吉林省中成药暂行标准》。屡用效佳。

31. 复方萱草片

【组成】萱草4000克，苍术2000克，远志500克，甘草150克。

【制法】片剂。将萱草、远志、甘草煎煮3次，每次半小时，过滤，合并滤液，浓缩成膏；苍术研成细粉，过100目筛，与浸膏配匀，干燥，制成颗粒，加适量淀粉及糖，和匀，压片，每片重0.5克。一料制4000片。贮瓶备用，勿受潮。

【用法】口服。每次服3片，一日服3次，温开水送服。三个月为1疗程。

【功能】清热燥湿、化痰止咳。

【主治】肺结核。

【附记】引自《辽宁防痨》。屡用有效。

32. 白及冲剂

【组成】白及适量。

【制法】冲剂。白及粉过16～20目筛，加60%乙醇充分湿润，移入渗漉桶中，加60%乙醇。至超过药面10厘米以上，浸渍24小时后，以每分钟40毫升之流速徐徐放出，流完后再加乙醇按上法处理。直到渗出液近似无色无苦味止（渗出液约为生药重量之四倍）。在常压下回收乙醇至乙醇回收完毕。将各次回收乙醇后的药液合并，加入等量的冷水，放冷沉淀，除去沉淀杂质，将上清液移入蒸发锅中加热煮沸，并加入0.6%的苯甲酸钠（以白及生药量计），不断搅拌，除去残余的乙醇。另按每10立方米药液加鸡蛋白1个，煮沸过滤，滤液浓缩至稠膏状。取在低温（60℃以下）干燥之蔗糖粉350克、糊精150克，充分拌匀作辅料，并按计量加入白及稠膏（每100克辅料，内含白及总固体12克）制成软材，过16目筛制粒，于80℃以下干燥后，再过14～16目筛，即可分装，每包10克，相当于原生药10克。置干燥处，防潮。

【用法】口服。成人每次服1包，每日服2～3次，温开水冲服或送服。小儿酌减。

【功能】消炎、润肺、止咳。

【主治】肺结核，支气管炎，肺气肿，矽肺，咯血等所引起的咳嗽。

【附记】引自《中药制剂汇编》。屡用效佳。

33. 抗结核丸

【组成】羊胆粉90克，白及粉1500克，甘草粉150克，紫丹参2000克，黄芩1000克，功劳叶1500克，百部2500克。

【制法】水丸。将黄芩、丹参、百部、功劳叶四味水煎3次，每次半小时，合并滤液，浓缩成稠膏状，与其余三味药粉拌匀后制成小块，经干燥，研细水泛为丸，如梧桐子大，干燥即得，贮瓶备用。置干燥处，防潮。

【用法】口服。每次服9～12克，每日服2～3次，温开水送服。

【功能】抗痨止血。

【主治】肺结核。

【附记】引自曹春林《中药制剂汇编》。屡用效佳。

34. 抗痨片

【组成】白及50克，百部50克，黄柏50克，神曲50克，麦芽50克。

【制法】片剂。取各药总量的三分之一粉碎过100目筛，其余水煎3次，每次半小时，合并滤液，浓缩成膏，与细粉调匀，过14目筛制粒，干燥后，加0.5%～1%的硬脂酸镁，和匀，压片，每片重0.4克。贮瓶备用，置干燥处，勿受潮。

【用法】口服。每次服6片，每日服3次，温开水送服。

【功能】抗痨止血。

【主治】肺结核。

【附记】引自《山西药品制剂手册》。屡用效佳。

35. 紫白片

【组成】紫参（即紫丹参）600克，白及300克。

【制法】片剂。将白及、紫参分别研成细粉，取白及粉半量制成糊，加入剩余白及粉及紫参粉混匀，制成颗粒，依温干燥，加入滑石粉适量，和匀，压片即得，每片0.3克，装瓶备用。

【用法】口服。每次服5～8片，一日服3次，温开水送服。连用3～5个月。

【功能】活血抗痨、止血生肌。

【主治】空洞型肺结核。

【附记】引自烟台《中草药制剂验方选编》。屡用有效。

36. 黄芪鳔胶散

【组成】生黄芪150克，鳔胶珠120克，党参100克，怀山药100克，白及60克，白僵蚕60克，煅白石英30克，生侧柏叶50克，松香30克，砂仁40克，五倍子30克，蜈蚣5条，甘草20克。

【制法】散剂。上药共研极细末，贮瓶备用。

【用法】口服。每次服3～5克，一日服3次，温开水送服。

【功能】补益脾肾、温养肺气、化痰杀虫、生肌补洞。

【主治】虚寒肺痰，咳唾痰涩，肺痨，肺叶厚壁空洞。

【附记】引自《中国当代中医名人志》周楠林方。屡用皆效。

37. 补 肺 散

【组成】怀山药120克，白及60克，煅人中白60克，北沙参120克，川贝母60克，太子参120克。

【制法】散剂。上药共研极细末，过100目筛，和匀，贮瓶备用，密封，勿受潮。

【用法】口服。每次服10克，一日服2次，每日早、晚饭后各服1次，用糖开水送服。

【功能】补肺气、清虚火、化痰止咳、止血固肺络。

【主治】浸润型肺结核，症见咳嗽痰薄，微热，盗汗，纳食尚可，大便调，脉细数，苔薄。

【附记】引自《中国当代中医名人志》汤承祖方。屡用皆效。方中白及，味苦，黏性高，难溶解，故入散剂为宜。

38. 黄芪膏

【组成】生箭芪 12 克，生石膏（捣细）12 克，净蜂蜜 30 克，粉甘草 6 克，生怀山药（研细）9 克，鲜茅根 12 克。

【制法】膏剂。先将黄芪、石膏、茅根水煎 2 次，每次 30 分钟至 1 小时，过滤，去渣，取汁，与头汁混合，文火熬煎，浓缩，再调入甘草粉、山药粉同煎，不断搅动，勿令二味沉入药底，拌匀，一沸其膏即成，再调入蜂蜜，令微沸，离火，收膏，贮罐备用。

【用法】口服。一料为一日量，分 3 次温服下。

【功能】益肺健脾、凉血散热、利痰宁嗽。

【主治】肺痨（肺结核），症见薄受风寒即喘嗽，冬时益甚者。

【附记】引自近代张锡纯《医学衷中参西录》。屡用屡验，效果甚佳。方用黄芪以补肺之阳，山药以滋肺之阴，茅根以通肺之窍，使肺之阴阳调和，窍络贯通，其阖辟之力自适均也。石膏凉而能散，又能调黄芪之热，助茅根之通；甘草益土生金；蜂蜜清肺润肺，利痰宁嗽。故合用之效佳。

39. 骨痨散

【组成】蜈蚣 60 条，全蝎、守宫、甲珠各 30 克。

【制法】胶囊。上药共研极细末，过筛，和匀，分装入胶囊，每粒重 0.5 克，贮瓶备用。

【用法】口服。每次服 6 粒（即 3 克），每日服 2～3 次，温开水送下。每 3 个月为 1 疗程。

【功能】祛风镇痉、攻毒散结。

【主治】结核病（如骨结核，肺结核，淋巴腺结核等）。

【附记】引自《中国当代中医名人志》。王其飞方。临床屡用，均有良效。

40. 结核散

【组成】青皮 50 克，炙乳香、炙没药、血竭各 25 克，煅珍珠 15 克，砂仁、全蝎各 25 克，蜈蚣 20 克，苍术 30 克，雄黄 25 克，蛤酥 20 克（入人乳中浸泡半个月），朱砂 20 克。

【制法】散剂。上药（蛤酥后入）共研极细末，搅拌均匀，分装入胶囊，或炼蜜为丸如黄豆大。贮装备用。

【用法】口服。初服每日服 2 次，每次服 6 克，如无副作用，可逐渐加量至 12 丸。胶囊则初服每日早、晚各服 1 次，每次服 2 粒，如无副作用，可加服至 3～6 粒。

【功能】解毒祛瘀、攻坚散结、通络止痛。

【主治】骨结核，肺结核，癌症及各种疮疖，无名肿毒。

凡有胃及十二指肠溃疡、心血管病患者禁服本方。

【附记】引自《中国当代中医名人志》王立早方。屡用效佳。若系疮疖、无名肿毒，可加用本方醋调外敷患处。

41. 保肺散

【组成】北沙参 12 克，云茯苓、宣百合、肥玉竹、黑芝麻、炙紫菀、蒸百部各 9 克，苦桔梗 6 克，广陈皮 5 克，粉甘草 3 克，薄荷叶 2 克。

【制法】散剂。先将黑芝麻淘净，炒香，其他药味烤燥，共研极细末，过 100 目筛，贮瓶备用。

【用法】口服。每次服 6 克，一日服 3 次，以米汤或白糖开水冲服或送服。

【功能】益脾滋肺、化痰利咽。

【主治】虚痨病（肺结核），症见咳嗽吐血，或痰带血丝，头昏身倦，胸痛背胀，潮热自汗，咽干等。

【加减】若阴虚甚者，加怀山药15克，麦门冬、天门冬各9克。疗效尤著。

【附记】引自《李聪甫医论》。屡用屡验，疗效颇佳。

42. 回生膏

【组成】猫眼草、蟾蜍皮、守宫、木鳖子、独角莲、乳香、没药各等份，香油、黄丹适量，麝香少许。

【制法】药膏。先将香油（适量）放入锅中，再将前7味药研为粗末入锅中，熬枯，滤汁，去渣，再加入黄丹（适量）不断搅拌，徐徐加入收膏，至滴水成珠时，再加入麝香少许，拌匀即成。贮罐备用。

【用法】外用。①肺结核及其他内脏结核病。取此膏贴敷在与病灶相应的体表及与之相关的穴位上，如右肺上部结核，除在右前胸部上部与病灶相应处敷贴外，另在大椎、膻中、肺俞等穴位处贴敷。根据病灶范围一次可贴敷4～10张，5天换药1次。痒时移动位置。

②骨结核、淋巴结核，不论已成脓或未成脓，在未溃破前，均在患处贴药。

③已破溃的骨结核、淋巴结核及结核性溃疡，先将祛腐生肌散（祛腐1号方：白矾、雄黄、火硝等如清水炼成丹。有祛腐生骨作用，用于腐肉较多者。祛腐2号方：冰片、石膏、狼毒等共研细末。有祛腐生肌作用，用于腐肉较少，有新生肉芽等）撒在疮口处，然后外敷回生膏。

所敷回生膏，凡未溃破者，一般 4～5 天换药 1 次；已破溃者，每日换药 1 次。

【功能】消肿散结、祛腐解毒、活血止痛。

【主治】肺结核，淋巴结核，骨结核，肠腹结核以及其他结核。

【附记】引自程爵棠《百病中医膏散疗法》焦起周方。用本膏为主治疗使用抗痨化疗药物引起中毒、抗菌或过敏等副作用的内外结核病患者 680 例，效果满意。尤其是纤维空洞型肺结核在 3 个月左右可闭合，不但弥补了西药治疗结核的不足之处，而且免除刀割锥刺之苦，是中医治疗结核值得探索的新途径。宗前人之法，取猫眼草、守宫、木鳖子、蟾蜍皮以消肿散结止痛，配独角莲治疗结核瘘管，更加乳香、没药，活血化瘀，畅通血行，以利疮口愈合。诸药配合，煎炼成膏，共收消肿散结、祛腐解毒、活血止痛之功。

结核病，中医虽分属内外科，其标本则一，所以不论内外结核，均用本膏外治，均能收效。通过临床观察分析，用本方治疗 5 个月，浸润型、慢性纤维空洞型及血行播散型肺结核，一般可基本痊愈。而肺门淋巴结核及结核球则疗程较长，需 6 个月左右方能治愈。部分肺部结核钙化斑点在治疗中可完全消散。淋巴结核初期未化脓者疗程较短，一般需一个月有余，慢性淋巴结核已成脓破溃者比未破溃者易治。前者需 1～2 个月，后者则需 2～3 个月。但患者必须配合治疗，保持心情舒畅，劳逸适度，慎避风寒，方能事半功倍，否则必然影响疗效。

在用回生膏外治期间，若全身症状较明显者，应适当配合中药内服，辨证治疗。如久病体虚，反复外感，恶寒发热，方用小柴胡汤去人参加荆芥；汗多烦惊者，加龙骨、牡蛎、黄芪；干咳者加玄参、麦冬；痰稀者加细辛、五味子，倍用生姜；咯血者，慎用人参、柴胡，重用阿胶、白及、田三七。又胸胁闷胀，纳呆，便溏而见肝郁脾虚症状者，治以逍遥散加减；气滞血瘀，胸胁疼痛明显者，加香附、郁金、丹参；食少纳差者，加焦三仙、鸡内金；脾肾阳虚便行较重者，加制附子、肉桂、怀山药、炒扁豆；阴虚便结者，加生地、玄参、地骨皮；阳虚便难者，以黄龙汤加附子、肉苁蓉。

43. 参蛤散

【组成】 红参、北沙参、川贝母、五味子、白及各24克，蛤蚧1对，紫河车30克，麦冬(米炒)、化橘红各18克。

【制法】 散剂。上药共研极细末，过100目筛，贮瓶备用。

【用法】 口服。每次服2克，一日服3次，用蜂蜜适量调服。

【功能】 润肺止咳、滋肾填精、纳气止喘。

【主治】 浸润型肺结核，症见潮热盗汗，时干咳，咳甚气急似喘，舌微红苔薄，脉细濡数者。

【附记】 引自程爵棠《百病中医膏散疗法》朱良春方。屡用效佳，一般连服1～2料即见显效或痊愈。对肺结核气阴两虚，症见咳嗽气急者皆有良效。

44. 抗痨弥洞散

【组成】 蜈蚣84克，冬虫夏草70克，百部、山药各100克，黄芪200克，鸡蛋28枚。纤维空洞型者加白及100克，五倍子10克；病重者加蟾酥少许。

【制法】 散剂。先将蜈蚣、冬虫夏草分别研成细末，和匀，再平均分作28等份。另将黄芪、百部、山药同时水煎浓汁后冷却，再入鸡蛋，以文火煮熟，连同药渣浸泡10天，备用。

【用法】 口服。每日服2次，每次服鸡蛋（去壳）1枚，药末1包。此法宜于冬季。若在夏季，则将鸡蛋和药渣放入冰箱储存，以免霉烂变质。14 天为 1 疗程。

【功能】益气润肺、杀虫散结、弥洞生肌。

【主治】肺痨（慢性粟粒性肺结核，浸润型肺结核，慢性纤维空洞型肺结核）。

【附记】引自程爵棠《百病中医膏散疗法》谢明福方。临床屡用，总有效率达 100%，其中治愈率为 70%。

45. 复方百部膏

【组成】百部 500 克，百合、沙参各 60 克，白及、银柴胡各 50 克，麦门冬、生地黄、熟地黄、阿胶各 40 克，天门冬、川贝母、胡黄连各 30 克，地骨皮 90 克，蜂蜜 500 克。

【制法】膏滋。上药除阿胶烊化，川贝母研细末，蜂蜜待用外，其余 11 味药物加清水 4000 毫升，煎至 2000 毫升滤出，再加水 2500 毫升，煎至 1500 毫升，滤出，第三次加水 2000 毫升，煎至 1000 毫升，滤出弃渣。然后将 3 次药汁放在锅内，文火煮至稀糊状，此时将阿胶、川贝母末加入拌匀，再熬 10 分钟左右，加蜂蜜拌匀收膏，冷却，贮罐备用。

【用法】口服。每次服 1 羹匙，每日服 3 次，温开水送服。3 个月为 1 疗程。

【功能】滋阴、降火、杀虫。

【主治】肺痨（肺结核）稳定缓解期。

【附记】引自程爵棠《百病中医膏散疗法》张明庆方。临床屡用，总有效率达 100%，其中治愈率为 52.94%。

46. 复方夏枯草散

【组成】夏枯草 30 克，青蒿 30 克，鳖甲 1.5 克。

【制法】散剂。先将夏枯草水煎3次，合并滤液，浓缩成浸膏，晒干，然后与青蒿、鳖甲研成细末，搅拌均匀，贮瓶备用。

【用法】口服。上散为一日量，分3次口服，温开水送服。

【功能】滋阴清热、软坚散结。

【主治】肺结核。

【附记】引自曹春林《中药制剂汇编》。屡用效佳，总有效率为83.65%。

47. 二白百部散

【组成】蒸百部30克，白及、煅牡蛎、炒人中白、炒穿山甲、鳖甲、川贝母各60克。另加麝香0.3克，研极细末。

【制法】散剂。上药共研极细末，与麝香同研细和匀，贮瓶备用，勿泄气。

【用法】口服。每次服6克，每日服3次，饭后开水送服。

【功能】敛肺化痰、杀虫散结。

【主治】肺结核（阴影、浸润、空洞等型）。

【附记】引自程爵棠《百病中医膏散疗法》黄锦清祖传秘方。临床屡用，疗效显著。

48. 枫蛇散

【组成】大枫子肉90克（或油30克），乌梢蛇（切片，炒黄）150克，川黄连60克（或胡黄连90克），大黄30克，当归60克，龟板（炙酥）90克，川芎30克。

【制法】散剂。上药共研极细末，贮瓶备用。或糊丸如梧桐子大，备用。

【用法】口服。初服每次服1.5～2克（或5粒），一日服3

次，温开水送服。以后每周增加0.6～0.9克（或2～3粒），但最多不超过9克（或30粒）。1个月为1疗程。

【功能】养阴清热、活血祛风。

【主治】肺结核。

【附记】引自程爵棠《百病中医膏散疗法》张宏仁五代祖传秘方。多为1疗程治愈，可继续服1疗程巩固，曾治百余例，疗效100%。

49. 雄硫散

【组成】雄精（即雄黄）、硫黄各3克，麝香（后入）0.3克，朱砂6克。

【制法】散剂。上药共研极细末，贮瓶备用。

【用法】外用。先用烧酒擦背脊骨，然后将大独头蒜切开，去须皮，蘸药末，自后尾脊骨向上骨节擦之，直至药末擦完为止。擦时如发现此有肿痛处，就在此处多擦之。每日擦1～2次。1个月为1疗程。

【功能】解毒杀虫。

【主治】肺结核。

【附记】引自程爵棠《百病中医膏散疗法》刘幻周师传秘方。验之临床，屡收奇效。

50. 抗痨丸（二）

【组成】矮地茶5000克，夏枯草2500克，白及1500克，仙鹤草1500克，虎杖1500克，十大功劳1500克，果上叶1500克。

【制法】丸剂。先取各药处方量的1/3研成细粉，过100目筛，备用。其余药材加清水超过药面约2寸，煎煮2次，第一次煮沸2小时，第二次煮沸1小时，纱布过滤。滤液合并，浓缩成浸膏，与上细粉泛丸，制成浓缩丸，每丸重0.2克左右。贮瓶备用。

【用法】口服。每次服10粒，每日服3次，温开水送下。

【功能】润肺止咳、固本平喘。

【主治】肺结核。

【附记】引自曹春林《中药制剂汇编》。屡用效佳。

51. 复方白及片

【组成】白及1000克，百部1000克，百合1000克。

【制法】片剂。先取白及、百合混合均匀，制成细粉，加淀粉300克混匀。百部制成粗粉，加入50%酸性（含有0.1%盐酸）乙醇，浸渍，渗漉至无苦味为止。收集漉液，过滤，将滤液浓缩至500毫升，加入适量乙醇及甘油，喷雾混合于白及、百合药粉中，制粒，干燥，加硬脂酸镁0.4%拌匀，压片即得。每片重0.5克，贮瓶备用。

【用法】口服。每次服5片，一日服3次，温开水送下。

【功能】收敛止血、润肺止咳。

【主治】肺结核咳嗽，潮热咯血。

【附记】引自《河南省药品标准》。屡用效佳。

52. 白及糖浆

【组成】白及适量，蜂蜜或白砂糖适量。

【制法】糖浆剂。将白及水煎3次，过滤，将3次滤液混合浓缩成流浸膏状，按浸膏量加入5%～10%蜂蜜或白砂糖再熬搅匀收膏备用。每瓶100毫升。

【用法】口服。每次服5～10毫升，一日服2～3次。

【功能】润肺止咳、止血。

【主治】肺结核，慢性支气管炎，百日咳，肺气肿，咯血等。

【附记】引自《集验百病良方》。坚持服用，效果甚佳。

53. 补金片

【组成】陈皮100克，红参（去芦）100克，龟板胶50克，鹿角胶60克，蛤蚧（去头足）4对，茯苓100克，紫河车500克，胡桃仁150克，浙贝母100克，桔梗150克，蛤蟆油100克，白及250克，蜜百部250克，炒乌梢蛇150克，麦门冬150克，蒸黄精250克，鸡蛋黄油100克，当归100克。

【制法】片剂。先将红参、蛤蚧、紫河车、乌梢蛇，分研细粉，混合，龟板胶、鹿角胶烊化，蛤蟆油、鸡蛋黄油备用。将其余药材煮提2次，每次加水8～10倍量，分别煮煎2小时、1小时，合并滤液（或按渗漉法提滤液），合并龟胶、鹿角胶烊化液拌匀，并浓缩至流浸膏状，加入上药细粉，拌匀，制粒，干燥，再加入蛤蟆油、鸡蛋黄油和硬脂酸镁0.4%，混合均匀，压片，贮瓶备用。每瓶装100片，或制成糖衣片。

【用法】口服。每次服5～6片，一日服2～3次，温开水送服。

【功能】滋阴补肺、益肾纳气、化痰止咳。

【主治】肺结核。

【附记】引自《集验百病良方》。屡用效佳。忌辛辣，戒烟酒。

54. 抗痨丸（三）

【组成】矮地茶500克，百部200克，桑白皮100克，穿破石200克，五指毛桃200克，白及200克。

【制法】蜜丸。上药共研极细末，炼蜜为丸，每丸重3克，贮瓶备用。

【用法】口服。每次服1丸，一日服3次，温开水送服。小儿酌减。

【功能】祛痰止咳、活血止血、散瘀生新。

【主治】久咳，痰中带血，或浸润型肺结核。

【附记】引自《程氏医学笔记》。屡用有效，久治效佳。

55. 铜灰肺痨丸

【组成】红铜灰100克，肉豆蔻、豆蔻、檀香、紫檀香、草果仁、丁香、石膏、木香、五味子、红花、白巨胜子、拳参、使君子、茵陈、麦门冬、菊花、金樱子、芫荑、玉簪花、制木鳖子各75克，广角25克，牛黄（后入）8克，熊胆（后入）3克，麝香（后入）2克。

【制法】水丸。上药共研极细末，再加后3味同研细和匀，水泛为丸，如梧桐子大，每袋重9克，或贮瓶备用，勿泄气。

【用法】口服。每次服3克，一日服2次，温开水送服。

【功能】清热解毒、化痰生津、润肺止咳。

【主治】肺痨，肺痈，咳嗽带脓血痰，气短心慌，肺痨晚期。孕妇忌服。

【附记】引自《集验百病良方》。屡用效佳。

56. 琼玉膏

【组成】党参47克，干地黄500克，茯苓94克，蜂蜜100克。

【制法】膏滋。上药加清水煎3次，每次煎0.5～1小时。过滤，将三次药液混合，并浓缩至稀膏状，再加入蜂蜜，拌匀，熬片刻收膏即得。贮罐备用。

【用法】口服。每次服9～15克，一日服2次，开水冲服。

【功能】补虚益脾。

【主治】因虚损劳伤引起的肺胃燥热，阴虚不足，症见干咳失血，津枯形瘦，劳损虚弱，腰酸腿软，舌质红，舌体瘦，苔少，脉细。可用于肺结核。

【附记】引自清代《洪氏集验方》。屡用效佳。忌食辛辣之物，感冒时暂停服用。

57. 蛤蚧养肺丸

【组成】蛤蚧10克，白及、栝蒌子各20克，川贝母、桔梗、白芥子、紫苏子各25克，半夏30克，白前、橘红、云茯苓、莱菔子、桑白皮、前胡各45克，莲子、天门冬、麦门冬、天花粉、苦杏仁、白扁豆、党参、黄芪、北沙参、甘草各50克，薏苡仁、山药、百合各75克。

【制法】蜜丸。上药共研极细末，炼蜜为丸，每丸重9克，每盒10克。

【用法】口服。每次服1丸，一日服2次，温开水送服。

【功能】补虚润肺、止咳化痰。

【主治】痨伤咳嗽，精神不振，四肢倦倦，肺痨，肺炎，舌嫩红，苔薄，脉细无力。可用于肺结核。

孕妇慎服。

【附记】引自《集验百病良方》。屡用效佳。

58. 治痨丸

【组成】蛤蚧5对，蜜百部100克，川贝母、白果仁、白及各75克，乌梅、冬虫夏草各50克。

【制法】蜜丸。上药共研细末，炼蜜为丸，每丸重10克，每盒10丸，备用。

【用法】口服。每次服1丸，一日服2次，温开水送服。

【功能】滋肾补肺、止咳抗痨。

【主治】肺痨（肺结核），症见潮热盗汗，咳嗽咯血，形体消瘦，舌质红，苔薄，脉细数。

【附记】引自《集验百病良方》。肺病及肾，用之多效。

59. 加味知柏地黄丸

【组成】熟地黄240克，山药120克，牡丹皮、茯苓、泽泻各90克，知母、黄柏各60克，覆盆子90克，五味子30克。

【制法】蜜丸。上药共研细末，炼蜜为丸，如梧桐子大，贮瓶备用。

【用法】口服。每次服9克，一日服2次，温开水送服。

【功能】滋阴降火。

【主治】阴虚火动，骨蒸劳热，虚烦，盗汗，腰脊酸痛，舌光红无苔，脉细数。可用于肺结核、慢性肾炎、甲状腺机能亢进而证属阴虚内热者，均可用之。

脾胃虚弱者慎服。

【附记】引自《程氏医学笔记》。屡用效佳。本方系根据《症因脉治》知柏地黄丸加覆盆子、五味子而成。

60. 百部膏

【组成】百部 50 克，白芥子 30 克，麝香适量。

【制法】药膏。上药共研细末（前 2 味），用食醋适量调和成稀糊状，备用。

【用法】外用。先取麝香在两手心（劳宫穴）各放少许，再取本膏 15 克分敷其上（劳宫穴），包扎固定。每日换药 1 次，1 个月为 1 疗程。

【功能】润肺杀虫、止咳化痰。

【主治】肺结核。

孕妇慎用。

【附记】引自程爵棠《手部疗法治百病》笔者祖传秘方。验之临床，确有较好的疗效。本膏若加敷肺俞（双）和病灶所在前胸、后背处，可提高治疗效果。

61. 生贝膏

【组成】鲜生地 38400 克，川贝母 7200 克，党参 3600 克，沉香 120 克，琥珀 120 克。

【制法】膏剂。先将新生地、贝母、党参煎汁 3 次，榨净，将各次所煎药汁澄清过滤，并浓缩成浓汁状。再加入沉香、琥珀（均研为细粉），拌匀，用白蜜 14400 克收膏。成膏 17400 克装瓶，每瓶 100 克。

【用法】口服。每次服 1 汤匙，一日服 2 次，开水化服。

【功能】滋肾健脾、润肺止咳、散瘀生肌。

【主治】虚痨干咳，肺结核。

【附记】引自《全国中药成药处方集》。屡用效佳。

62. 黄白膏

【组成】大生地黄 2000 克，白茯苓 360 克，北沙参（另研细末和入）180 克，白蜜 1000 克。

【制法】膏滋。将生地黄洗净，与白茯苓共同煎熬 3 次，过滤，去渣取汁。将 3 次煎液合并滤清浓缩，加入白蜜成膏，再将沙参细粉和入拌匀即可。贮罐备用。

【用法】口服。每次服 12 克，一日服 1～2 次，早、晚开水和服。

【功能】滋阴润肺。

【主治】肺结核久咳，潮热，咳血。

【附记】引自王光清《中国膏药学》。屡用效佳。另有沉香、琥珀各 15 克，如患者需要，按膏滋每 48 克，加琥珀末、沉香末各 0.3 克临时和入即可。

63. 新参膏

【组成】鲜生地黄 2000 克，吉林人参 90 克，茯苓 360 克，白蜜 1000 克。

【制法】膏滋。以鲜生地 2000 克，同白蜜熬沸过滤去渣，将茯苓、人参研细末入煎汁和匀，装入瓷瓶。

【用法】口服。每次服 1 汤匙，每日服 3 次，白开水冲服。

【功能】滋阴益气、润肺止咳。

【主治】虚痨（肺结核），肺痿干咳。

凡风寒感冒及痰多而清稀者勿服，并忌食辛辣与烟酒。

【附记】引自王光清《中国膏药学》。屡用效佳。

64. 玉竹膏

【组成】玉竹 2500 克，冰糖 2500 克。

【制法】膏滋。将玉竹水煎 3 次，过滤去渣取汁，将 3 次煎液合并，滤清浓缩，加入冰糖溶化，拌匀收膏，瓷瓶收装备用。

【用法】口服。每次服 9 克，一日服 1 次，开水或淡盐水送服。

【功能】滋阴润肺。

【主治】肺结核干咳，燥咳及慢性支气管炎。

【附记】引自《全国中药成药处方集》。屡用效佳。

65. 六汁膏

【组成】雪梨汁 1000 毫升，生藕汁 500 毫升，生地汁 500 毫升，大寸冬（煎汁）150 毫升，生莱菔汁150毫升，鲜茅根汁 500 毫升。

【制法】膏滋。先将六汁混合，过滤去渣取汁，慢火熬煎成膏状，加白蜜 150 克，饴糖、柿霜各 120 克，生姜汁半杯，熬煎成膏，收贮备用。

【用法】口服。每次服 3 汤匙，一日服 3 次，温开水送服。

【功能】滋润肺燥、清热止血、滋阴养肺，清泻胃热。

【主治】吐血，咳痰，肺痿干咳（肺结核），便秘，便血。

【附记】引自《全国中药成药处方集》。屡用效佳。忌食五辛发物。

66. 芝冰膏

【组成】杨树芝（即杨树掉下的穗状花序，状如毛虫）1500～2000

克，冰片15克。

【制法】药膏。先洗净杨树芝，放入铜锅熬水，把水熬成红色，过滤去渣，将药水再放到铜锅里，用急火熬，随时搅动，俟熬成汤状后，改用慢火再熬成浆糊状，再入冰片，搅匀，盛入瓷器内备用。

【用法】外用。按患处大小，取膏适量摊到布上，贴患处。过三四天如发痒，可用热水毛巾敷两次，即可止痒。每贴药膏可贴10天左右，用热盐水洗患处，再换新膏。

【功能】解毒、抗痨、散结。

【主治】肺痨（肺结核），瘰疬（淋巴腺结核）。

【附记】引自王光清《中国膏药学》。屡用效佳。

67. 坎离膏

【组成】黄柏、知母各120克，生地黄、熟地黄、天门冬、麦门冬各60克，杏仁21克，胡桃仁（去皮尖）、蜂蜜各120克。

【制法】膏滋。先将黄柏、知母、童便3碗、侧柏叶一把，加清水8碗，煎至4碗去渣，又将二冬、二地入汁内，添水两碗煎汁，去渣，再捣烂如泥；另用水1～2碗熬熟绞汁入前汁中。将杏仁、桃仁用水擂烂，再滤，勿留渣，同蜂蜜入前药汁内。用武火煎沸，文火熬成膏，瓷罐收贮封口。入水内去火毒。忌铜铁器。

【用法】口服。每次服3～5汤匙，用侧柏叶汤调服，于空腹时服用，一日服1～2次。

【功能】滋阴降火。

【主治】劳瘵发热（肺结核），阴虚火动，咳嗽吐血，唾血，咯血，咳血，衄血，心慌，喘急，盗汗。

【附记】引自明代龚廷贤《万病回春》。凡阴虚火旺所致诸症均可用之，效佳。

68. 人参固本丸

【组成】熟地黄、生地黄、麦门冬、天门冬各 30 克，人参 15 克。

【制法】蜜丸。上药共研极细末，炼蜜为丸，如梧桐子大，贮瓶备用。

【用法】口服。每次服 6～9 克，一日服 2 次，开水或淡盐水送服。

【功能】补肺肾、益阴精。

【主治】肺虚劳热，咳逆，老人精血亏损，便秘。可用于肺结核，支气管哮喘，慢性支气管炎，糖尿病。又可作为老人、虚人调补之用。

凡脾虚便溏，纳呆，苔腻及有外感者忌服。

【附记】引自元代《瑞竹堂经验方》。屡用神效。

69. 薯蓣丸

【组成】薯蓣（山药）300 克，当归 100 克，桂枝 100 克，神曲 100 克，干地黄 120 克，大豆黄卷 100 克，甘草 280 克，人参 70 克，阿胶 70 克，川芎 60 克，白芍药 60 克，白术 60 克，麦门冬 60 克，防风 60 克，杏仁 60 克，柴胡 50 克，桔梗 50 克，茯苓 50 克，干姜 30 克，白蔹 20 克，大枣 100 枚。

【制法】蜜丸。上药共研细末，炼蜜为丸，如梧桐子大，贮瓶备用。

【用法】口服。每次吞服 6～9 克，一日服 1～2 次，用酒或温开水送服。

【功能】补益脾胃、生化气血、祛风除邪。

【主治】虚劳不足，头晕目眩，身重少气，羸瘦纳减，骨节烦痛，风气百疾，脉沉细无力。可用于肺结核，反复感冒，外伤经久不愈及类风湿性关节炎，慢性荨麻疹，白内障，十二指肠球部溃疡等病症。

【加减】如见营血亏损明显，可去桂枝、干姜；风邪不甚，去桂枝、防风、桔梗。

【附记】引自汉代张仲景《金匮要略》。屡用神效。

70. 月华丸

【组成】天门冬、麦门冬、生地黄、熟地黄 山药、百部、沙参、川贝母、阿胶各 30 克，茯苓、獭肝、三七各 15 克。

【制法】蜜丸。用菊花 60 克、桑叶 60 克熬膏，将阿胶化入膏内，和诸药末（上药共研细末），炼蜜为丸，如梧桐子大，贮瓶备用。

【用法】口服。每次服 5～10 克，每日服 2～3 次，噙化或吞服，用温开水送下。

【功能】滋阴润肺、镇咳止血。

【主治】肺肾阴虚、劳瘵久嗽、或痰中带血。可用于肺结核，肺癌，久咳咯血及结核性脑膜炎等病症。

【附记】引自清代程钟龄《医学心悟》。屡用神效。方中獭肝因来源困难可不用，或易以紫河车。

71. 芩部丹

【组成】黄芩 90 克，百部 180 克，丹参 90 克。

【制法】片剂。共研为细末，按制剂要求加工制成片剂，每片重0.45克，分装备用。

【用法】口服。每次服5片，一日服2次，饭后用温开水送服。3个月为1疗程。

【功能】清肺泄火、活血祛瘀。

【主治】肺结核。

【加减】临床症状明显时，可以本方十分之一剂量为基础煎汤口服一个时期，然后再服片剂。服用汤剂时，咯血加茜草根15克，生侧柏叶30克；痰黄量多或有臭味者，加鱼腥草30克，连翘15克；潮热加青蒿12克，地骨皮12克；盗汗加五味子4.5克，糯稻根30克；自汗加黄芪9克，防风9克；咳嗽加紫菀9克，姜半夏9克，海浮石18克，车前草15克。

【附记】引自胡熙明《中国中医秘方大全》邵长荣方。屡用效佳。

72. 曹氏桦皮丸

【组成】桦皮100克，蜈蚣50克，蛇蜕50克，穿山甲20克，僵蚕15克，制乳香20克，制没药20克，炒杏仁15克，川贝母15克，桔梗15克，半夏15克，百部20克，蝉蜕15克。

【制法】水丸。上药共研细末，水泛为丸，如绿豆大，贮瓶备用。

【用法】口服。每次服6克（小儿酌减），每晚1次。

【功能】攻毒杀虫、化瘀祛腐、润肺止咳。

【主治】空洞型肺结核。

患有严重肝肾疾患者忌用或减量服之。

【附记】引自胡熙明《中国中医秘方大全》曹风城方。屡用效佳。

73. 曹氏二百丸

【组成】 百合 60 克，百部 60 克，白果 30 克，蛤粉 30 克，儿茶 25 克，白矾 15 克，沙参 120 克，青黛 60 克。

【制法】 水丸。上药共研为细末，水泛为丸，如绿豆大，贮瓶备用。

【用法】 口服。每次服 3～4.5 克，每日早、晚各服 1 次。

【功能】 滋阴敛肺、生肌止血。

【主治】 空洞型肺结核。

凡肺经火郁实热者忌服本方。

【附记】 引自胡熙明《中国中医秘方大全》曹凤城方。屡用效佳。临证应用时，先用曹氏桦皮丸，待症状减轻后，即可加服本方。

74. 疗肺羊胆丸

【组成】 白及 600 克，百部 450 克，川贝母 300 克，甘草 180 克，羊胆粉 150 克。

【制法】 水丸。取上药上品，称量配齐。羊胆粉单放。上药除羊胆粉外，共轧为细粉，和匀，过 80～100 目细罗。再取羊胆粉置乳钵内，陆续与上药粉配研均匀，过细罗。取上药粉，用冷开水泛为小丸，晒干或低温干燥。分装备用。

【用法】 口服。每次服 3 克（约 25 粒），每日服 3 次，温开水送服。

【功能】 疗肺、化痰、止咳、退热、开胃。

【主治】 肺痨（肺结核）燥咳，潮热声嘶，食欲不振，形体消瘦等症。

【附记】引自中国研究院中药研究所《中药制剂手册》。屡用效佳。

附：羊胆粉制法。取鲜羊胆汁过滤，小火浓缩成稠膏，晒干或低温干燥，轧为细粉即得。

七、流行性乙型脑炎

流行性乙型脑炎（简称“乙脑”）是由乙脑病毒引起的以中枢神经系统为主要病变的急性传染病，属中医“疫病”、“暑温”、“伏暑”范畴。本病一般在夏秋季节流行，多发生于儿童及青壮年，尤以10岁以下小儿发病率最高。

病　因

现代医学认为，本病多由蚊虫叮咬后，感染乙脑病毒所致。中医认为多因感受暑邪疫毒所引起。

症　状

本病潜伏期为4～21天，且发病急骤，传变极速。主要症状为高热，头昏，头痛，频频呕吐，嗜睡，惊厥，抽搐，昏迷，呼吸衰弱及脑膜刺激症等。根据临床表现，一般分为四型：

（1）轻型（中医称卫气型）：体温38℃～39℃，神志清楚或仅轻度嗜睡。其他无异常，多在1周内恢复。

（2）中型［中医称气营（血）双燔型］：体温39℃～40℃，烦躁，嗜睡或半昏迷，有惊跳或少数惊厥，脑膜刺激征明显，一般约经10天左右即恢复，无后遗症。

（3）重型（中医属营血型）：体温40℃～41℃，昏迷或深昏迷，可有呕吐，躁动，抽搐，脑膜刺激征明显，发病3～4天后即可出现呼吸衰竭等症状。急性期病程可长达2周以上，且死亡率高。

(4) 极重型（中医称逆传心包型）：起病1～2日，体温骤升至41℃，深昏迷，频繁强烈抽搐，或呼吸骤停而危及生命。

治疗方药

1. 夺痰定惊散

【组成】 炙全蝎15克，巴豆霜0.25克，犀黄0.35克，硼砂1克，飞朱砂1.5克，飞雄黄1.2克，陈胆星3克，川贝母1.5克，天竺黄1.5克，麝香（后入）0.15克。

【制法】 散剂。上药共研极细末，和匀、贮瓶备用，勿泄气。

【用法】 口服。幼儿每次服0.4克，成人每次服0.7克，每日服1～2次。一般鼻饲后3～4小时排出黑色而杂有黄白色黏液的大便，即痰消神苏。若未排便者，可续服1次。

【功能】 涤痰泄热、清心开窍。

【主治】 暑温、暑痉。症见邪毒炽盛，痰浊阻滞，清空被蒙，高热神昏，喉间痰如拽锯，惊厥频作。可用于乙型脑炎极期。

【附记】 引自程爵棠《百病中医膏散疗法》朱良春方。朱氏云："通过实践证实，该方不仅可用于乙脑极期，且对肺炎、中毒性菌痢、百日咳脑病、脊髓灰质炎等痰浊交阻、痰鸣如嘶之症，亦有泄化痰浊、防止窒息之功。历年使用，屡获佳效。"

2. 转舌散

【组成】 茯苓（姜汁一匙，竹沥1杯，拌渍后晒干）90克，全蝎15克，僵蚕、广郁金各60克。

【制法】 散剂。上药共研极细末，和匀，贮瓶备用。

【用法】 口服。每次服6克，每日服3次，食后开水调服。

【功能】化痰、祛风、通络。

【主治】乙脑后遗症失语。

【附记】引自《集验百病良方》刘济龙方。屡用效佳。

3. 清热镇痉散

【组成】羚羊角粉 30 克，僵蚕 24 克，蝎尾 15 克，琥珀 13 克，天竺黄 13 克，蜈蚣 13 克，雄黄 6 克，朱砂 6 克，麝香（后入）1.2 克。

【制法】散剂。上药共研极细末，和匀，贮瓶备用。勿泄气。

【用法】口服。12 岁以下每次服 0.3 克，成人每次服 0.6 克，一日服 2～3 次，温开水送服。

【功能】清热解毒、熄风止痉。

【主治】乙型脑炎，症见高热神昏，烦躁呓语，颈项强直，牙关紧闭，抽风惊厥。

【附记】引自张奇文《幼科条辨》李乐圆方。屡用效佳。

4. 稀 痰 散

【组成】白矾 30 克，皂角 8 克。

【制法】散剂。上药共研极细末，和匀，贮瓶备用。

【用法】口服。每次服 1.5 克，用竹沥水 20～40 毫升冲服。

【功能】消炎、化痰、通窍。

【主治】乙型脑炎，症见喉中痰声漉漉，或呼吸痰鸣。

【附记】引自张奇文《幼科条辨》谭剑业方。屡用效佳。

5. 安 脑 丸

【组成】金钱白花蛇（去头，隔纸烘，研筛）6 条，全蝎 9 克，白附子4.5克，薄荷9克，上梅片9克，独活15克，川生乌6克，天麻9克，明雄黄60克，麻黄60克，犀牛黄4.5克，麝香3克。

【制法】丸剂。上药另将麻黄用陈绍兴酒2盅，煎至1盅，去渣不用，再于所煎之酒内加入蜜15克，熬至成膏，勿令焦赤。再将前11味药分轧细或研细，合一处，兑入热药膏中，手疾捻做丸，如绿豆大（如无金钱白花蛇，可用真蕲蛇代用。真蕲蛇约需18克）。贮瓶备用，勿泄气。

【用法】口服。岳美中用法：拟用犀角尖磨冲1克，龙胆草(炒) 1.5克，细生地12克，蝎尾(炙，研细) 0.6克，川黄连1克，归身9克，煎汤送服安脑丸2粒。病重者，须连服4或5帖，并将第1帖内加羚羊角0.6克。此指最重者而言，通常只要照安脑丸仿单服药即已妥当。

【功能】疏风止痉、解毒祛邪。

【主治】流行性乙型脑炎。症见高热，抽搐。

【附记】引自《岳美中医案集》。屡用效佳。

“乙脑”发生抽搐阶段，中医谓之“暑风”，或“暑痉”，或“暑痫”，是季节性的流行痉病，较一般惊风抽搐为重。因系时病侵犯脑部所发之病，非有祛邪解毒之品不足以消除沉重弥漫之脑炎，所以用多量之雄黄；非有解毒通阳之药，不足以透发经脉留滞之时邪，所以麻黄之量亦与雄黄等重。金钱蛇、全蝎，能弛缓痉挛抽搐，是本方之主药。天麻、独活、白附子、薄荷，疏风祛湿散热，是间接治痉，并辅佐麻黄发越病邪。川乌生用取其慓悍之力，直达病所。又用麝香、冰片之香，窜以开窍，用牛黄之幽香以化痰，更以陈酒熬膏，同白附子引药上行头部，各药在相互联系下，以成其疏风止痉、解毒祛邪之功，用治流行性乙型脑炎，确为对症之良剂。岳氏之引药，实系双轨并进之大药。合以煎剂，用以送服安脑丸，在发高热并抽搐之脑炎时，为常须进用之方剂。

6. 紫雪丹

【组成】生石膏、寒水石、滑石、磁石各144克，芒硝480克，硝石96克，玄参、升麻各48克，甘草24克，木香、沉香各15克，犀角、朱砂各9克，羚羊角4.5克，丁香3克，麝香3克。

【制法】散剂。先将滑石、石膏、寒水石、磁石捣碎，水煎3次，过滤，取汁弃渣，合并3次滤液，并加入羚羊角、木香、犀角、沉香、丁香、升麻、元参、炙甘草细末，煎熬，过滤去渣，入梢硝（即芒硝、硝石），微水煎，不住手将柳木搅拌，候汁欲凝，再加入朱砂、麝香（俱研细末），拌匀，烘干研成极细末，贮瓶备用。勿泄气，每瓶重3克。

【用法】口服。每次服1.5～3克，一日服1～2次，温开水冲服。小儿酌减。

【功能】清心开窍、镇惊安神。

【主治】热邪内陷，症见壮热烦躁，神昏谵语，发斑发狂，尿赤便闭及小儿高热惊风，舌红绛，苔黄厚，脉弦滑数。可用于乙脑，流脑，麻疹，中毒性痢疾，中毒性肺炎，败血症，脓毒血症及化脓性或病毒性感染，如急性胆囊炎，阑尾炎，或周围脓肿，急性胰腺炎，流行性腮腺炎等。

孕妇忌服。

【附记】引自清代吴鞠通《温病条辨》。屡用效佳。

7. 乙脑膏

【组成】生石膏45克，知母9克，连翘、竹叶各10克，地龙5条，大青叶、板蓝根、七叶一枝花各30克。

【制法】膏剂。上药共研细，捣烂，混合均匀，并加入适量白酒调和成软膏状，备用。

【用法】外用。用时取药膏适量，贴敷于两手心（劳宫穴）和肚脐上，外以纱布包扎固定。每日换药1次。

【功能】清热解毒、清心透热。

【主治】流行性乙型脑炎。

【附记】引自程爵棠《穴位贴敷治百病》笔者祖传秘方。屡用效佳。“乙脑”为急性传染病，病变迅速，应把握病情（辨证），配合内治为宜。内外并治，效果尤佳。

8. 脑炎散

【组成】巴豆霜1.5克，真西黄2克，西月石5克，明雄黄7克，全蝎虫30个，胆南星20克，川贝母10克，天竺黄10克，元寸香（后入）1克。

【制法】散剂。上药共研极细末，贮瓶备用。勿泄气。

【用法】口服。每次服0.3～0.6克，用温开水调和鼻饲。以大便通利为度，每一泻而痰消神苏，履险入夷。

【功能】涤痰泄热、清心开窍。

【主治】重型乙脑，脑水肿形成，高热神昏，动风痉厥，厥深热深，喉间痰鸣如嘶，气道壅阻有窒息之虞者。无论热痰湿痰，皆相适用。大便秘者，尤属适应，便行者亦可审症慎用之。

【附记】引自程爵棠《百病中医膏散疗法》朱良春方。屡用特效。

9. 柴胡结核散

【组成】柴胡50克，黄芩、龙骨、牡蛎各40克，酸枣仁50

克，白芍、白术、石决明、钩藤各40克，全蝎15克，立马椎20克，僵蚕、天竺黄各30克，琥珀20克，麝香（后入）2克。

【制法】散剂。上药共研极细末，贮瓶备用，勿泄气。

【用法】口服。每次服15克，白开水送服，一日服3次。

【功能】调和肝脾、软坚散结、化痰散瘀、祛风安神。

【主治】结核性脑膜炎后遗症。

【附记】引自《中国当代中医名人志》石仁善方。屡用效佳。忌食辛辣、油腻之物。

10. 清化散

【组成】穿山甲、皂角刺、天花粉、青连翘各18.8克，金银花31克，川黄柏、紫地丁、蒲公英、润元参、条黄芩、川黄连、赤芍各18.8克，白芷、乳香、没药、山慈菇、川贝母、粉丹皮各9克。

【制法】散剂。上药共研极细末，和匀，贮瓶备用。或炼蜜为丸，每丸1.6克重。

【用法】口服。一日总量，1岁服2克（或2丸），3岁服4克（或4丸），6岁服6克（或6丸）。分2～3次服，温开水送服。

【功能】清热解毒、消肿排脓。

【主治】疮疖，急性淋巴腺炎，化脓性脑膜炎。

【附记】引自徐振纲《何世英儿科医案》。屡用特效。

11. 五黄麝冰散

【组成】牛黄6克，麝香（后入）1.8克，珍珠3克，羚羊角、朱砂、雄黄各6克，冰片1.8克，黄连、黄芩、栀子、天竺黄、僵蚕各6克，薄荷冰0.3克，郁金6克。

【制法】散剂。上药共研极细末，和匀，贮瓶备用，勿泄气。

【用法】口服。成人每次服0.9克，小儿5～10岁减半，5岁以下可酌服0.3克，温开水送服，一日服1～2次。

【功能】清热解毒、芳香开窍。

【主治】脑炎。

孕妇忌服。

【附记】引自程爵棠《百病中医膏散疗法》刘鹤正家传秘方。屡用特效。

12. 复方银翘散

【组成】金银花12克，连翘9克，荆芥9克，苏薄荷6克，桔梗3克，竹叶芯9克，鲜芦根15克，生甘草6克。

【制法】散剂。上药共研细末，和匀，贮瓶备用。

【用法】口服。每次服15克，一日服3次，用开水冲泡，盖焖片刻，1次顿服之。

【功能】清热解毒、辛凉透表。

【主治】流行性乙型脑炎（轻型）。

【附记】引自《名医治验良方》孟宪益方。多年应用，疗效显著。

13. 复方白虎散

【组成】金银花15克，连翘10克，鲜竹叶10克，荆芥10克，大青叶30克，生石膏120克，炙知母10克，生甘草3克，粳米15克，地龙15克。

【制法】散剂。上药共研细末，和匀，贮瓶备用。

【用法】口服。每次服 15～20 克，一日服 3 次，用开水冲泡，盖焖片刻，1 次顿服之。

【功能】清热解毒、祛风止痉。

【主治】流行性乙型脑炎（中型偏热）。

【附记】引自《名医治验良方》孟宪益方。多年应用，疗效显著。

14. 九味清化散

【组成】鲜藿香 12 克，佩兰 12 克，香薷 9 克，石菖蒲 5 克，川黄连 5 克，滑石 12 克，寒水石 12 克，豆豉 12 克，生石膏 120 克。

【制法】散剂。上药共研细末，贮瓶备用。

【用法】口服。每次服 15 克，一日服 3 次，用开水冲泡，盖焖片刻，一次顿服之。

【功能】清暑化湿、芳香开窍。

【主治】流行性乙型脑炎（中型偏湿）。

【附记】引自《名医治验良方》孟宪益方。多年应用，疗效显著。

15. 三黄大青散

【组成】大青叶 30 克，金银花 24 克，连翘 12 克，生石膏 120 克，鲜生地 60 克，川黄连 8 克，黄芩 12 克，炙知母 9 克，京赤芍 9 克，京玄参 12 克，粉丹皮 9 克，竹叶 9 克，生地 9 克，大地龙 18 克。

【制法】散剂。上药共研细末，贮瓶备用。

【用法】口服。每次服 20 克，一日服 3 次，用开水冲泡，盖焖片刻，一次顿服之。

【功能】清热凉血、解毒定惊。

【主治】流行性乙型脑炎。

【加减】必要时，可加安宫牛黄丸或紫雪丹、牛黄粉、羚羊角粉、鲜竹沥。

【附记】引自《名医治验良方》孟宪益方。多年应用，疗效显著，应用方12～15时，凡有可下之症，皆可加用承气汤等通下，可提高疗效。不仅预后佳，且后遗症少。

16. 三甲青蒿丸

【组成】青蒿梗9克，炙鳖甲18克，竹叶芯9克，鲜生地30克，山甲片9克，地鳖虫9克，牡蛎24克，当归9克，桃仁9克，红花9克，鲜菖蒲9克，广郁金9克。

【制法】水丸。上药共研细末，水泛为丸，如梧桐子大，贮瓶备用。或水煎服。

【用法】口服。每次服9～15克，一日服3次，温开水送服。

【功能】养阴清热、活血化瘀、通络开窍

【主治】乙脑恢复期，余热未清，痴呆昏睡。

【附记】引自《名医治验良方》孟宪益方。多年应用，疗效显著。

17. 三甲星黄丸

【组成】地鳖虫9克，山甲片9克，炙鳖甲18克，当归9克，赤芍9克，红花3克，桃仁9克，桔梗3克，胆南星9克，天竺黄9克，杏仁9克，鲜竹沥（洒）30克。

【制法】水丸。上药共研细末，洒上竹沥，和匀，水泛为丸，如梧桐子大，贮瓶备用。或水煎服。

【用法】口服。每次服9～15克，一日服3次，温开水送服。

【功能】活血化瘀、豁痰开窍、宣肺化痰。

【主治】乙脑恢复期痴呆，失语，吞咽困难，喉中有痰。

【附记】引自《名医治验良方》孟宪益方。多年应用，疗效显著。

18. 益气散瘀丸

【组成】黄芪15克，红花5克，桃仁9克，地龙9克，归尾9克，赤芍9克，牛膝12克，川芎9克，山甲片9克，地鳖虫9克。

【制法】水丸。上药共研细末，水泛为丸，如梧桐子大，贮瓶备用。

【用法】口服。每次服9～15克，一日服3次，温开水送服。

【功能】益气活血、散瘀通络。

【主治】乙脑恢复期痴呆，失语，四肢瘫痪。

【附记】引自《名医治验良方》孟宪益方。多年应用，疗效显著。

19. 熄风通络丸

【组成】石决明、生牡蛎各24克，生鳖甲30克，赤芍9克，当归9克，红花3克，桃仁9克，山甲片9克，地鳖虫9克，制天虫9克，净地龙18克，灯心120条。

【制法】水丸。上药共研细末，或将石决明、生牡蛎水煎3次，浓缩成膏，入药粉和匀，水泛为丸，如梧桐子大，贮瓶备用。

【用法】口服。每次服9～15克，一日服3次，温开水送服。

【功能】滋阴潜阳、活血化瘀、熄风止痉。

【主治】乙脑恢复期，痴呆，失语，角弓反张，时有抽动。

【附记】引自《名医治验良方》孟宪益方。多年应用，疗效显著。

20. 活络丸

【组成】青蒿梗9克，炙鳖甲18克，竹叶芯9克，鲜生地30克，山甲片9克，地鳖虫9克，川牛膝9克，宣木瓜9克，当归9克，川芎6克，桑寄生12克，伸筋草12克，大活络丹（吞服）1粒。

【制法】水丸。上药共研细末，水泛为丸，如梧桐子大，贮瓶备用。

【用法】口服。每次服9～15克，一日服3次，温开水送服。

【功能】养阴清热、活血祛风、舒筋活络。

【主治】乙脑恢复期，症见肢体强直，手足挛急扭转，低热不退。

【附记】引自《名医治验良方》孟宪益方。多年应用，疗效显著。

21. 益气通络丸

【组成】炙黄芪15克，党参9克，当归9克，白芍9克，熟地9克，川芎5克，生鳖甲24克，生牡蛎24克，阿胶珠9克，京玄参9克。

【制法】水丸。上药共研细末，水泛为丸，如梧桐子大，贮瓶备用。

【用法】口服。每次服9～15克，一日服3次，温开水送服。

【功能】补气养血、滋阴通络。

【主治】乙脑恢复期，症见筋肉瞤动，肢体震颤，肌肉消瘦。

【附记】引自《名医治验良方》孟宪益方。多年应用，疗效显著。

22. 清心安神丸

【组成】竹叶芯90克，莲子心30克，连翘90克，带心麦冬9克，阿胶珠9克，炙远志9克，龙齿15克，川黄连2克，鲜芦根30克，灵磁石30克。

【制法】水丸。上药共研细末，水泛为丸，如梧桐子大，贮瓶备用。

【用法】口服。每次服9～15克，一日服3次，温开水送服。

【功能】清心镇惊、养心安神。

【主治】乙脑恢复期，症见烦躁不眠，狂言乱语，怔忡不宁。

【附记】引自《名医治验良方》孟宪益方。多年应用，疗效显著。

23. 益气止汗丸

【组成】党参9克，黄芪12克，地骨皮12克，白薇9克，青蒿9克，炙鳖甲18克，牡蛎24克，浮小麦30克，麻黄根12克。

【制法】水丸。上药共研细末，水泛为丸，如梧桐子大，贮瓶备用。

【用法】口服。每次服9～15克，一日服3次，温开水送服。

【功能】益气养阴、收敛止汗。

【主治】乙脑恢复期气阴不足，症见汗出过多，低热不退。

【附记】引自《名医治验良方》孟宪益方。多年应用，疗效显著。

以上所列方12～23（计12方）是孟氏治疗流行性乙型脑炎系列方。原为汤剂方。笔者验之临床，疗效确实。因考虑用药及时方便，故一律改为散剂和丸剂服用，经临床反复验证，效果亦佳。若病情较重，也可先用汤剂，待病情缓解后，再改用散丸剂。用量为5岁以上的小儿，5岁以下小儿酌减。丸剂也可捣碎泡服。

八、狂犬病

狂犬病是由狂犬病毒所引起的急性中枢神经系统传染病。但中医对狂犬病的称谓不一致，故病名亦多，如“狂犬啮人”、“猘犬咬伤”、“猘犬啮”、“癫狗伤”等。

病　因

现代医学认为，本病皆由疯犬伤人或皮肤有破误触疯犬唾液或患者涎液、汗液，染毒而发。

中医学认为，疯犬毒气先着肌腠、经络，引起营卫不调，经脉瘀滞，继而毒攻脏腑，致生变症；毒攻于心，五神易位，则恐惧不安，怕风恐水；心神散乱，故发狂症；毒邪入里，化痰生风，与肝风相引，则抽搐频作；最后五脏气绝，阴阳离决而危。故云疯犬唾液具有传染性，病毒由外达里，外着肌肤，内入脏腑而致危。

症　状

初起兴奋，恐水怕风，咽肌痉挛，进行性瘫痪，故有人又称本病为“恐水症”。继而出现恐惧不安，发狂，或抽搐频作。

治疗方药

1. 斑马散

【组成】羌活 60 克，独活 60 克，黄连 60 克，甘草 60 克，槐花 60 克，天竺黄 60 克，栀子 60 克，金银花 90 克，木通 90 克，猪苓 90 克，泽泻 90 克，土茯苓 90 克，细辛 45 克，僵蚕 45 克，马钱子 500 克，斑蝥 100 只。

【制法】 散剂。先将马钱子、斑蝥两药如法炮制，余药烘干，共研极细末，瓶装密封备用，勿泄气。

【用法】 口服。5 岁以下每次服 0.9 克，5～15 岁者每次服 1.2 克，15 岁以上者每次服 1.5 克。每日早、晚各服 1 次。

【功能】 攻毒逐瘀、清热利水、祛风定惊。

【主治】 狂犬病。

【附记】 引自胡熙明《中国中医秘方大全》。屡用效佳，服药后有效率达 99％以上。服用本方期间及服药后 3 个月内禁食鸡、羊肉、鲤鱼等发物。

2. 黑虎丹

【组成】 炙川乌 60 克，炙草乌 60 克，煅自然铜 60 克，炙马钱子 60 克。

【制法】 散剂。上药共研细末，和匀，贮瓶备用。

【用法】 口服。每次服 1 克，一日服 2 次，米酒冲服。同时配服新加败毒汤：荆芥、防风各 9 克，云苓 10 克，川芎 6 克，羌活 6 克，独活 6 克，柴胡 9 克，前胡 9 克，银花 12 克，萹蓄 9 克，瞿麦 9 克，花斑竹根 30 克（即虎杖的根），车前子 6 克，丹皮 10 克。每日 1 剂，水煎服，日服 3 次。可服足 7～10 剂，与黑虎丹交替服用，以半个月为宜。

【功能】 祛风解毒。

【主治】 狂犬病潜伏期。

【附记】 引自李文亮《千家妙方》（下）周华丰方。屡用效佳。

临床应用数十年，治验甚多，无一发病而皆获愈。黑虎丹炮制法：川、草乌均用砂炒至老黄过心；煅自然铜烧红后放于潮湿地自然冷却，如此反复3次；马钱子先用童便浸泡24小时，然后用清水漂48小时，晾干后用砂炒至老黑过心，去表皮绒毛。即可共研细末。

3. 狂犬丸

【组成】 桃仁（去皮尖）6克，土鳖虫（去头足）6克，木通6克，生大黄10克。

【制法】 蜜丸。上药共研细末，炼蜜为丸，如梧桐子大，贮瓶备用。

【用法】 口服。每次服6～10克，一日服3次，温开水送服。

【功能】 泻毒逐瘀、通利二便。

【主治】 狂犬病。

【附记】 引自《集验百病良方》。凡狂犬咬伤病者，经服药后，必泻下猪肝、鱼肠样黑色大便，小便如苏木水样，一般服药至大、小便正常为度。多年应用，疗效满意。

4. 盘龙散

【组成】 左盘龙（即鸽子粪，土瓦上微焙干）、地肤子、紫背天葵子各9克。

【制法】 散剂。上药共研极细末，和匀，贮瓶备用。

【用法】 口服。每次服9克，用黄酒30克送服，每隔6小时服1次。儿童酌量少服（最少为6克），连服2～3星期以上为度。

【功能】 解毒祛风。

【主治】狂犬病。

【加减】若大便闭塞，应加服下瘀血汤（《伤寒论》方）加黄酒、蜂蜜服之。与本散交替服用，效果尤佳。

【附记】引自程爵棠《百病中医膏散疗法》田氏家传秘方。多年应用，屡用效佳，总有效率达100%。

5. 马雄散

【组成】制马钱子30克，明雄黄（飞净）120克，滑石（水飞）120克，朱砂（水飞）60克。

【制法】散剂。先将马钱子用童便浸泡7日，取出，再用麻油煎炒干脆为度。上药共研极细末，贮瓶备用。

【用法】口服。成人每次服9克，用灯心、生姜煎水，于临睡前吞服。轻者服用1次，隔7日再服1次。儿童剂量酌减。

【功能】解毒利水。

【主治】狂犬病。

【附记】引自程爵棠《百病中医膏散疗法》张传国祖传验方。屡用效佳。服药后可预防狂犬病发作。

6. 斑连散

【组成】斑蝥3个，川黄连、江米各9克。

【制法】散剂。将上3味药放砂锅内炒黄，共研极细末，贮瓶备用。

【用法】口服。上药量，一次用黄酒送服。每日服1次。

【功能】清热解毒。

【主治】狂犬病。

【附记】引自程爵棠《百病中医膏散疗法》武献周祖传秘方。

若狂犬咬伤后，即服此散，百发百中，效果显著。禁用铜、铁器制药、盛药。

7. 六味大黄丸

【组成】大黄 90 克，桃仁 20 枚，䗪虫（炒，去足）20 枚，穿心莲、蚤休各 30 克，车前子 20 克。

【制法】蜜丸。上药共研极细末，炼蜜为丸，如梧桐子大，贮瓶备用。

【用法】口服。每次服 6～9 克，一日服 3 次，黄酒送服。

【功能】祛瘀通便、解毒利水。

【主治】狂犬病（潜伏期）。

【附记】引自《临床验方集》笔者经验方。本方系根据《伤寒论》下瘀血汤加穿心莲、蚤休．车前子而成。临床屡用，无一例发病。

8. 疯狗散

【组成】刺秋皮（炒）6 克，疯狗草（炒）9 克，升麻 6 克，通草 6 克，葛根 3 克，麝香 0.3 克，木通 6 克。

【制法】散剂。上药共研细末，贮瓶备用。

【用法】口服。每次服 9 克，用黄酒冲服。一日服 2～3 次。外用毛栗嚼烂贴伤处，随干随换。贴药时，用童便将伤口洗净再贴。

【功能】祛风、解毒、利水。

【主治】疯狗咬伤。

【附记】引自《陕西中医验方选编》郭松亭祖传秘方。

刺秋形如楸树，惟上有刺，故名刺秋。药用根皮。疯狗草是一种民间草药，雒南县阴山中多产。此草根在土内横生，叶如石韦，但石韦有毛，而此叶无毛，纯为绿色。取根阴干用。因其根折断内有如狗毛状，故名。此方治疗疯狗咬伤最为有效，历程四十余年，疗效达100%。或可取斑蝥7个，蜈蚣1条，共研细末，敷患处，效果亦佳。

9. 逐瘈散

【组成】麻黄15克，川乌6克，草乌6克，细辛4克，荆芥10克，防风15克，连翘12克，薄荷10克，白芷10克，蒙花12克，银花15克，僵蚕10克，全虫10克，蝉蜕10克，红娘10克，夏枯草18克，甘草6克，棕树根60克。

【制法】散剂。上药共研极细末，贮瓶备用。

【用法】口服。每次服9～15克，一日服3次，开水泡服盖焖5分钟后，顿服之。

【功能】解毒发表、熄风镇痉。

【主治】狂犬病。

【附记】引自《集验百病良方》。本方由道家房氏所创。临床观察，疗效甚好。凡服药后，无1例狂犬病发作。

凡狂犬病，在被狂犬咬伤初期，任选一方用之，皆有预防发病之效，屡用屡验，效佳。若病已发作，宜配合中西医救治为妥。

九、猩红热

猩红热是由乙型溶血性链球菌引起的一种特殊发疹性急性传染病，且发病急骤，传染迅速，《临证指南医案》称其为“烂喉痧”，亦称“丹痧”或“疫喉痧”，多属中医“瘟疫”、“瘟毒”、“温热疫毒”范畴。本病多流行于冬春季节，尤以儿童为多见。

病　因

现代医学认为，本病多由乙型溶血性链球菌通过空气飞沫传染所致。中医认为本病之作“皆外由疫疠之气，内有脾胃之伏热相搏所致。或有兼挟，但总不离疫疠之气。……内热为病之本，外疫为病之标，内外相引、相搏，上客咽喉，外袭肌肤而遂成斯疾。”

症　状

突然发热，咽喉红肿疼痛，继则糜烂，全身皮肤出现弥漫性鲜红色皮疹（多始自颈项，渐布全身），受压则退色而暂时变白，顷刻色复如故呈红色，惟口唇周围颜色苍白，舌质红，舌面有小颗粒突起，形如杨梅。疹后皮肤脱屑。多伴有头痛，遍身酸楚，咳嗽，面赤；或汗出气粗，口渴喜饮，烦躁不安，便秘溺赤；或神昏谵语，或声嘶气急，或发狂，惊厥；或午后低热等症。

治疗方药

1. 疫毒散

【组成】生石膏 180 克，大青叶 90 克，生甘草 24 克，金银花、穿心莲各 30 克，连翘 15 克。

【制法】散剂。上药共研极细末，贮瓶备用。

【用法】口服。每次服 15 克，一日服 3 次，用水泡服。

【功能】清热解毒。

【主治】猩红热。

【附记】引自《临床验方集》笔者祖传秘方。屡用效佳。

2. 贴喉异功散

【组成】斑蝥 12 克，麝香、冰片、乳香、没药、全蝎、血竭、玄参各 1.8 克。

【制法】散剂。上药共研极细末，贮瓶备用，勿泄气。

【用法】外用。每用药粉少许，放普纸膏药（橡皮膏也可）中，贴颈项处，患左贴左，患右贴右，约 3～4 小时，用手抹之内有水泡，即揭下膏药，用消毒针挑破水泡。

【功能】发泡逐毒、消肿止痛。

【主治】乳蛾（即扁桃体炎），喉痧（即猩红热），喉风（类似急性声门下喉炎，急性会厌炎）等咽喉肿痛严重者。

【附记】引自清代《疫痧草》。屡用效佳。外用药物，不可内服和误入眼目。若配合内治，效果尤佳。

3. 赛金化毒丹

【组成】牛黄 0.1 克，冰片 0.07 克，珍珠 0.15 克，川黄连

4.5克，黄柏4.5克，川贝母6克，栀子3克，赤芍3克，大黄3克，明雄黄3克，天花粉9克。

【制法】散剂。上药共研极细末，贮瓶备用，勿泄气。

【用法】外用。每取本散少许吹入口、咽喉处，每日吹2～3次。也可内服。

【功能】清营凉血、解毒利咽。

【主治】烂喉痧。

【附记】引自张奇文《幼科条辨》蒯仰山方。屡用效佳。

4. 解毒开咽散

【组成】飞青黛、煅人中白各5克，飞雄黄3克，硼砂1.5克，川贝母、天竺黄、白僵蚕（焙干）各5克，枯矾、猪牙皂角、胆矾各3克，细辛、上冰片各3克，元寸（即麝香）0.3克。

【制法】散剂。上药除元寸、冰片外，共研极细末，过120目筛，入元寸、冰片同研细，和匀，贮瓶备用，勿泄气。或用人乳汁和丸，每丸重2克，收贮，勿泄气。

【用法】外用。每次取本散少许吹患处，不应再吹1次。病重者则兼内服丸药，每次服3～6克，小儿每服0.3～0.6克。用土牛膝煎汤送服。若口噤不开，则撬牙灌服。或用丸药一粒放在舌面上含化，徐徐咽下。

【功能】疏风化痰、清热解毒、消肿开咽。

【主治】喉痹，喉风，乳蛾，喉闭，喉痛，喉痧等病，症见咽喉肿胀，堵塞，汤水难下，喉鸣，甚则牙关紧闭，口噤难言者均可用之。

【附记】引自程爵棠《中医喉科精义》笔者祖传喉科秘方。本方疗效卓著，无论外吹内服均可，诚为喉科救急之良方。

5. 玉钥匙散

【组成】硼砂 15 克，朱砂 3 克，炒僵蚕 10 克，冰片 3 克，西瓜霜 15 克。

【制法】散剂。上药焙干后，共研极细末，贮瓶备用。

【用法】外用。每取本散少许吹患处，每日吹 1～3 次。

【功能】祛腐生肌、解毒利咽。

【主治】烂喉痧。

【附记】引自元代陈言《三因极一病证方论》。屡用神效。

6. 金不换散

【组成】硼砂 15 克，朱砂 3 克，冰片 3 克，煅人中白 10 克，炒僵蚕 10 克，珍珠粉 3 克，青黛 10 克，西瓜霜 15 克。

【制法】散剂。上药除冰片外，共研极细末，入冰片和匀，贮瓶备用。

【用法】外用。每取本散少许吹患处，日吹 2～4 次。

【功能】清热解毒、祛腐消肿。

【主治】烂喉痧。

【附记】引自清代《疡医大全》。屡用神效。本方解毒消肿作用比玉钥匙散强，而祛腐生肌作用略逊一筹。随证选用，效果均好。

7. 银 豆 散

【组成】金银花、桔梗、天花粉、山豆根各 15 克，麦冬 12 克，元参 9 克，生地 30 克，车前子 15 克，穿心莲、射干各 12 克。

【制法】散剂。上药共研极细末，贮瓶备用。

【用法】口服。每次服 9～15 克，小儿酌减。一日服 3 次，温开水冲服。

【功能】滋阴清热、解毒利水。

【主治】喉痧（猩红热）。

【附记】引自《临床验方集》笔者师传秘方。临床验证效佳。

十、疟疾

疟疾是人体感染疟原虫后所引起的急性虫媒传染病，属中医“疟证”范畴。清代《医学入门》云：“疫疟一方，长幼相似。”本病四季皆可发生，且多发于夏季。

病　因

现代医学认为，本病主要是因蚊虫叮咬感染疟邪（疟原虫）所致。因为通过按蚊传播，各疟原虫从进入红细胞到胀破红细胞的整个过程所需时间不同，因而有隔天发作，或隔2天发作等的区别。

中医认为，因感受疟邪及风、寒、暑、湿之气，邪毒侵入人体，伏于半表半里，出入营卫之间，因正邪相争而发病。本病所以有一日一发、二日一发、三日一发的不同，是与疟邪的深浅有密切关系。本病虽以感染疟邪为主，但饮食不节、劳累过度、起居失宜等因亦是造成正虚邪入的内在因素。若久疟不愈，气血暗耗，正虚邪恋，劳累即发，可发展成为“劳疟”或“疟母”。又瘴疟见于山瘴地区，瘴气侵入人体，出现热瘴或冷瘴等不同类型，如瘴毒内攻心脑，来势凶猛，可出现神昏谵语、惊厥等症。

症　状

间歇性寒战，高热，汗出以及脾脏肿大，贫血，常伴有头痛，全身酸楚，或恶心，呕吐，口唇疱疹，腹痛，甚则谵忘，昏迷，抽搐，脑膜刺激征等。临床所见，有一日一发、隔日一发和三日一发等，但以隔日疟最为常见，数次发作后，可自行中止，但常易复发。恶性疟治愈后不易复发。

治疗方药

1. 雄一散

【组成】 雄黄 0.3 克，六一散 2 克。

【制法】 散剂。上药共研细末，分为 2 包，备用。

【用法】 口服。于疟疾发作前 2 小时调服 1 包，4～6 小时后再服另一包。

【功能】 解毒截疟。

【主治】 顽固性疟疾。

【附记】 引自《集验百病良方》。验之临床，均能迅速控制临床症状而治愈，效佳。

2. 胡椒散

【组成】 胡椒 10～15 粒。

【制法】 散剂。上药共研极细末，备用。

【用法】 外用。取上药末置胶布（约 8 厘米×8 厘米）中心，贴在大椎穴上，按紧贴牢，1 周为 1 疗程。若胶布密封者，可连续贴 7 天，如胶布脱离时，应立即更换。

【功能】 散寒、祛湿、截疟。

【主治】 间日疟。

【附记】 引自《集验百病良方》。屡用效佳。除个别病人感觉局部发痒或脊柱部微有热感外，无其他不良反应。

3. 巴豆膏

【组成】巴豆4粒，普通黑膏药3张。

【制法】膏剂。将巴豆去壳捣烂如泥，分置黑膏药中，备用。

【用法】外用。取置药黑膏药，再用白纸将巴豆盖上，并钻数孔，当疟疾发作前贴于大椎及双侧内关穴上，按紧贴牢。

【功能】逐邪截疟。

【主治】疟疾。

【附记】引自《集验百病良方》。屡用效佳。多用药1或2次即愈，注意不能口服。

4. 苍芷芎桂散

【组成】苍术10克，白芷10克，川芎10克，桂枝10克。

【制法】散剂。上药共研细末，筛过，贮入玻璃瓶内密封，防其泄气。

【用法】外用。用时取本散1克放四层普通纱布上，卷成约2厘米的长条。在疟疾发作前2、3小时或半小时塞入任何一个鼻孔，并令患者卧床休息，用药时间5～24小时，根据患者合作情况而定，一般须待症状发作过后再将药条取出。

【功能】燥湿辟秽、调和营卫。

【主治】疟疾，并可抗疟疾复发。

【附记】引自胡熙明《中国中医秘方大全》。屡用效佳，一般用药2～4次后获愈，且无1例复发。

5. 二甘散

【组成】甘草100克，甘遂100克。

【制法】散剂。上药共研极细末，贮瓶备用。

【用法】外用。治时取药末0.5～1克，用消毒棉花包裹，使呈球状，放置脐突中，外覆以4平方厘米的胶布，四周固定黏紧，勿使泄气，每次贴药1～2天，在发疟前3小时贴药。对症状较甚者，可酌情再用药1～2次。

【功能】祛痰破积。

【主治】间日疟，恶性疟。

【附记】引自胡熙明《中国中医秘方大全》舒寿群方。多年应用，疗效满意。多用药1次即可抑制症状。对间日疟效佳，恶性疟次之。

6. 盐浆膏

【组成】面粉3克，食盐0.5克。

【制法】膏剂。将面粉置器皿内，加清水30毫升调匀，加热使成浆糊状，再将食盐研细和入浆糊内，拌匀，备用。

【用法】外用。待疟疾发作前1～2小时外敷阿是穴。用拇指、食指捏起该穴皮肤，用毫针挑刺三针（呈三角状，深约6毫米），捏出少量血液，以盐水棉球擦净后，将盐浆膏涂于软纸片或敷料上覆于刺破点，然后用胶布固定，4小时后去掉就可。

【功能】截疟。

【主治】三日疟。

【附记】引自《集验百病良方》姚传平方。屡用效佳，多1次收效，且无复发。

7. 六合定中丸

【组成】藿香24克，赤茯苓72克，紫苏叶24克，厚朴（姜炙）72克，枳壳（麸炒）72克，甘草72克，香薷24克，桔梗72克，麦芽（炒）288克，白扁豆24克，木瓜72克，谷芽（炒）288克，木香54克，橘皮72克，六神曲（麸炒）288克，檀香54克，山楂（麸炒）72克。

【制法】水丸。取上药上品，称量配齐，共研极细末，过80～100目细罗，水泛为丸（小丸），晾干或低温干燥，贮瓶备用。或炼蜜为丸，如梧桐子大，朱砂掛衣。

【用法】口服。每次服3～6克，日服1～2次，温开水送服。小儿酌减。蜜丸：每次服18克，日服2次，温开水或姜汤送服。

【功能】祛暑除湿、和中止泻。

【主治】由暑湿引起的疟疾、痢疾、霍乱，以及胸闷恶心，头痛，腹痛，或吐或泻或痢等症。

孕妇忌服。

【附记】引自《中药制剂手册》。屡用效佳。忌食生冷、油腻之物。

8. 鳖甲煎丸

【组成】鳖甲胶54克，黄芩90克，柴胡180克，鼠妇90克，干姜90克，大黄90克，白芍150克，桂枝90克，葶苈子（炒）30克，牡丹皮150克，石韦（去毛）90克，凌霄花90克，厚朴（姜炙）90克，瞿麦60克，姜半夏30克，党参30克，土鳖虫150克，阿胶珠90克，蜂房（炙）120克，硝石360克，蜣螂180克，桃仁60克，射干90克。

【制法】蜜丸。取上药上品，称量配齐。先将鳖甲胶等21味共轧为细粉，过80～100目细罗。再将桃仁、葶苈子轧碎，陆续掺入细粉轧细，和匀过60目细罗。炼蜜［每药粉300克，约用炼蜜（120℃）375克，和药时蜜温100℃］与上药粉搅拌均匀，成滋润团块，搓条，制丸，每丸重 3 克（含药量 1.3 克）。装盒密封，置室内阴凉干燥处。

【用法】口服。每次服 1～2 丸，日服 1～2 次，温开水送服。

【功能】消癥瘕、化疟母。

【主治】因疟疾，发烧发冷久不愈，引起胁肋胀满隐痛。

【附记】引自《全国中药成药处方集》。屡用效佳。

9. 七 宝 丹

【组成】常山 30 克，厚朴（姜炙）30 克，橘皮 30 克，青皮（醋炒）30 克，槟榔 30 克，草果仁 30 克，甘草 30 克。

【制法】药汁丸。取上药上品，称量配齐，共研为细粉，和匀，过 80～100 目细罗。另取生姜 15 克，切片煎汁，压榨去渣。取生姜煎汁，酌加冷开水与上药粉泛为小丸，晒干或低温干燥，取滑石粉（每干丸 300 克，取滑石粉 66 克）为衣，晒干或烘十，贮盒备用，密封，勿泄气。置室内阴凉干燥处。

【用法】口服。每次服 3～9 克，日服 1～2 次，温开水送服。

【功能】消痰、行滞、截疟。

【主治】由痰湿中阻、脾胃运化失职引起的疟疾，症见寒热往来，头痛，恶心。

孕妇忌服，气虚火郁患者慎用。

【附记】引自《中华人民共和国药典》1963 年版。屡用效佳。忌食生冷、油腻之物。

10. 半 贝 丸

【组成】川贝母 180 克，法半夏 120 克。

【制法】药汁丸。上药称量配齐，共研细末，过 80～100 目细罗。另取生姜30克，切片，煎汁，酌加冷开水与上药粉泛为小丸，晒干或低温干燥，装盒密封，置室内阴凉干燥处。

【用法】口服。每次服3～6克，日服1～2次，温开水或姜汤送服。

【功能】化痰、止嗽、除疟。

【主治】由风痰暑湿引起的疟疾，症见寒热往来，发作有时，咳嗽痰多，饮食无味。

孕妇忌服。

【附记】引自《全国中药成药处方集》。屡用效佳。

11. 卫产膏

【组成】醋蒸红花200克，酒川芎、酒当归、醋大黄各150克，合乌药、吴茱萸、苏木、香附（生、炒各半）、蒲黄（生、炒各半）、五灵脂（生、炒各半）、延胡索（生、炒各半）、桂枝各100克，党参、熟地黄、白术、黄芪、山萸肉、川乌、草乌、苍术、羌活、独活、防风、细辛、赤芍（炒）、白芍（炒）、丹皮（炒）、南星、半夏、制厚朴、陈皮、醋青皮、木瓜、醋三棱、醋莪术、苏梗、香白芷、山楂（炒）、神曲（炒）、麦芽（炒）、杜仲、川续断、熟牛膝、秦艽、荆芥穗、肉苁蓉、枳壳（炒）、桔梗、槟榔、鳖血炒柴胡、杏仁、桃仁、大茴香、高良姜、炙甘草、菟丝子、蛇床子、黑远志、柏子仁、威灵仙、熟枣仁、五味子、草果仁、益智仁、白附子、马鞭草、辰砂拌麦冬、车前子、泽泻、木通、木鳖仁各50克，穿山甲50克，生姜、大蒜头各100克，葱白（全用）、韭菜（全用）各400克，黑小豆、艾叶（或全用）、干荷叶各200克，凤仙草100克，胡椒、川椒、干姜、炮姜炭各150克，大枣7枚，乌梅3枚，槐枝、桑枝、桃枝、柳枝各180厘米，发团80克。

【制法】膏剂。共用油 10 千克，分熬丹收。再加广木香、丁香、檀香、制乳香、制没药、砂仁末、官桂、百草霜（均研细）各 50 克，牛胶 200 克，酒蒸化。牛胶酒蒸化，俟丹收后，搅至温，以一滴试之不爆方下，再搅千余遍令匀，愈多愈妙。勿炒珠，炒珠无力且不黏也。收贮备用。

【用法】外用。每取此膏适量，贴心口、脐上、背心及患处。

【功能】调气血、化瘀血、祛风寒、舒经络、止疼痛。

【主治】妇人产后诸症。凡中风感寒及一切血虚发热，或食积瘀滞，疟疾，泻痢，肿胀疼痛，或恶露不行，变生怪病皆可应用。

【附记】引自王光清《中国膏药学》。屡用屡验。

12. 鳖甲白术散

【组成】鳖甲（醋炙）30 克，常山 30 克，白芍药 30 克，柴胡（去苗）30 克，白术 60 克，煅牡蛎 15 克。

【制法】散剂。上药共研为末，和匀，贮瓶备用。

【用法】口服。每次服 15 克，水二盏，生姜 5 片，煎至一盏，去滓温服，不拘时候。

【功能】养阴消积、和解截疟。

【主治】久疟，症见寒热相等，汗多，腰脊重痛。

【附记】引自日本丹波元坚《杂病广要》。屡用神效。

13. 皂角治疟丸

【组成】皂角粉 50 克，大枣 60 克，麦粉（即面粉）20 克。

【制法】丸剂。先取大枣加水煮软后，去核，将枣肉捣烂。另取皂角粉与麦粉混合均匀，加枣肉混匀，制成软材，搓条，制小丸（一料制700丸），贮瓶备用。

【用法】口服。在疟疾发作前1～2小时，口服1丸，用温开水送下，服后大量饮水约500毫升，连服3次。

【功能】抗疟。

【主治】疟疾。

【附记】引自曹春林《中药制剂汇编》。曾用此丸治疗2万余例，皆获治愈，且无任何副作用。700丸可治200多人，成本低见效快，值得注意。

14. 家传西圣膏

【组成】白术、苍术、当归、川芎、赤芍、生地、熟地、甘草节、陈皮、半夏、香附、枳壳、乌药、何首乌、白芷、知母、杏仁、桑皮、金银花、黄连、黄芩、黄柏、大黄、白蒺藜、栀子、柴胡、连翘、薄荷、威灵仙、木通、桃仁、玄参、桔梗、白鲜皮、猪苓、泽泻、前胡、升麻、五加皮、麻黄、牛膝、杜仲、山药、益母草、远志、川续断、高良姜、藁本、青风藤、茵陈、地榆、防风、荆芥、青皮、两头尖、羌活、独活、苦参、天麻、南星、川乌、草乌、文蛤、巴豆仁、芫花各45克，细辛、贝母、僵蚕、大枫子、穿山甲各30克，蜈蚣21条，苍耳子21个，虾蟆7个，白花蛇、地龙、全蝎、海桐皮、白及、白蔹各15克，木鳖子240克，桃枝、槐枝、柳枝、榆枝、桑枝、楝枝、杏枝、椿枝各37寸，血余120克。

【制法】膏药。上药用麻油6500毫升浸之，春五日，夏三日，秋七日，冬半月，入大锅内慢火煎至药枯浮起为止。住火片时，用布袋滤净药渣，将油称准，将锅洗净，复用油绢滤油入锅内，要清净为美，投血余，慢火熬至血余浮起，以柳棒挑看似膏溶化之，即熬熟。每500毫升净油，用飞过黄丹195克，徐徐投入，火加大些，夏秋穴热，每净油500毫升，加丹15克，不住手搅，使锅内先发青烟，后至白烟叠叠旋起，气味香馥者，其膏已成，即住火。将膏投入水中，试软硬得中，如老加熟油，若稀加炒丹少许，渐渐加火，务要冬夏老嫩得所为佳。掇下锅来，搅俟烟尽，下细药（细药开后：乳香、没药、血竭各30克，轻粉24克，樟脑60克，赤石脂60克，龙骨60克，海螵蛸15克，冰片9克，麝香9克，雄黄60克。共为细粉）搅匀倾水内，以柳棍搂，成块再换，冷水洗片时，乘温每膏半斤拔扯百转，成块又换冷水投浸，以去火毒。收贮备用。

【用法】外用。用时取此膏适量，在一铜杓内熔化摊用。

遍身筋骨疼痛，腰脚酸软无力，贴膏肓穴、肾俞穴、足三里穴。

痰喘，气急咳嗽，贴肺俞穴、华盖穴、膻中穴。

左瘫右痪，手足麻木，贴肩井穴、曲池穴、足三里穴。

痢疾水泻，贴丹田穴（气海穴）。

疟疾，贴第七颈椎。

腰痛，贴命门穴。

头风，贴风门穴。

心气疼，贴中脘穴。

寒湿脚气，贴足三里穴。

胸腹胀闷，贴中脘穴。

痞疾，先用面作圈，围痞块上，入皮硝30克，纸盖，熨斗熨热去硝，贴膏药再熨，出汗至腹内觉热方止。

跌打损伤，俱贴患处。

凡内外诸症，贴之必用热布熨之。疥癣疹癞等症，贴脐熨之，汗出为度。

血瘕痞疾，加马苋膏60克。

【功能】祛风散寒、活血化瘀、舒筋活络、熄风通络、破积消癥、化痰散结、解毒消肿、截疟止痢等。

【主治】手足麻木，遍身筋骨疼痛，咳嗽痰喘，疟疾，痢疾，痞块，跌打损伤，肿毒瘰疬，顽疮结毒。

【附记】引自清代《外科大成》。屡用神效。

托膏法：细绢摊膏，用鸡子清浆过。布摊膏，用松香、黄蜡涂过。狗皮摊膏，用水洗去硝气。油纸摊膏，用甘草汤，或加槐枝煮过摊用。

表棉纸法：用杭州毛头，每麦面500克，加白矾核桃大一块，打稀糊，量加小粉表之，则软白而且不洇。

油纸法：用天麻子仁数粒，铅粉3克研末，入桐油碗内，打匀，棉花蘸刷令遍，与石油纸相同，铺之压之，须频揭换不黏，一以生桐油、熟猪油，平兑如法。

15. 阳和解凝膏

【组成】鲜牛蒡1500克，鲜白凤仙梗120克，川芎120克，川附子60克，桂枝60克，大黄60克，肉桂60克，当归60克，官桂60克，草乌头60克，地龙60克，川乌头60克，僵蚕60克，赤芍60克，白芷60克，白蔹60克，白及60克，常山60克，乳香60克，没药60克，防风30克，荆芥30克，五灵脂30克，木香30克，香橼30克，陈皮30克，川续断30克，苏合油120克，麝香30克。

【制法】膏药。先将鲜牛蒡、鲜白凤仙梗入麻油3500毫升，熬枯去渣，次日除乳香、没药、麝香、苏合油外，余药俱陆续入锅煎枯，去渣滤净，称准克，每500毫升膏油加炒透黄丹210克，撤下锅熬沸，再将乳香、没药、麝香、苏合油入膏搅和备用。

【用法】外用。摊贴患处，若治疟疾，贴第三胸棘部位。

【功能】温阳解凝、活血通络、祛风截疟。

【主治】疟疾、瘰疬。

孕妇忌用。

【附记】引自《全国中药成药处方集》。屡用效佳。一方麝香用 15 克，摊时每 500 毫升加麝香 1.2 克。每张 2.1 克重。

16. 露星散

【组成】陈皮 180 克，苍术 120 克，甘草 90 克，厚朴 120 克，草果仁 90 克，生槟榔 60 克，木香 60 克，半夏（汤泡 7 次）60 克，缩砂仁 60 克，青皮 60 克。

【制法】散剂。先将苍术用米泔水入生姜汁浸一宿，晒干，厚朴以陈壁土，生姜片 2 片，白酒一盅，清水 15 毫升，同煮令干为度，取厚朴，晒干；青皮以巴豆 3～4 粒，去皮膜，线穿定于青皮内，炒巴豆至黑，去巴豆，取青皮，晒干。然后将诸药共研极细末，贮瓶备用。

【用法】口服。每次服 15 克，加清水 2 盏，生姜 5 片，乌梅、大枣各 2 枚，白酒一盅，用煎沸，连渣露一宿，至天明取入同煎至 7 分，去渣取汁，空腹服下。药渣再加水煎汁，于未发前服之。

【功能】和解少阳、除邪截疟。

【主治】疟疾。

【加减】若寒少热多，本方去半夏，加前胡；寒多热少，本方去青皮，加官桂、川干姜；呕吐去半夏、木香加丁香、附子。

【附记】引自宋代朱佐《类编朱氏集验医方》。屡用神效。

17. 常山散

【组成】常山 2.4 克，橘皮 1.8 克，牡蛎 1.2 克，桂心

0.6克。

【制法】散剂。上药共研极细末，贮瓶备用。

【用法】口服。于发日平旦，酒服一匙（约2克），临发又一匙，发后又一匙。

【功能】截疟。

【主治】疟疾。

【附记】引自日本丹波元坚《杂病广要》。屡用极效。服药后，一日不得洗手面，七日忌食杂物，忌生葱、生菜。惟可用药酒。

18. 七宝散

【组成】常山、陈橘皮、青橘皮（均不去白）、槟榔、草果子仁、炙甘草、厚朴（去粗皮，生姜汁制）各等分。

【制法】散剂。上药共研粗末，备用。

【用法】口服。每次服15克，用水一碗，酒一盏，同煎至一大盏，去渣露一宿，来日早再烫，温服。

【功能】祛邪截疟。

【主治】一切疟疾。

“是方惟脉来浮大弦滑者可用，若脉来沉涩细微者与之则逆矣，慎之。”（《医方考》）。

【附记】引自日本丹波元坚《杂病广要》。屡用皆效。

19. 猪胆膏

【组成】高良姜（油炒）30克，炮干姜30克，猪胆汁适量。

【制法】膏滋。先将上药前2味药共研细末，再以猪胆汁调和成膏，备用。

【用法】口服。以热酒半盏，调匀此膏，发时服。

【功能】温散祛疟。

【主治】脾胃虚弱，遂作疟疾，寒多热少。又治秋深寒疟。

【附记】引自日本丹波元坚《杂病广要》。屡用效佳。大凡寒发于胆，以猪胆汁引高良姜、干姜入胆祛寒，燥脾胃，二姜热，猪胆冷，阴阳相错，所以作效。

20. 复方鳖甲膏

【组成】鳖甲48000克，阿胶7200克，冰糖2400克，黄酒1440克，香油720克。

【制法】膏滋。先取鳖甲加清水浸泡4～5周后，取出洗净，再泡一、二日，取出置室外，经日晒、夜露、雨淋，以色洁白无腥气为度。再加水煎取绞汁，约煎24小时，将汁取出，再煎，如此煎煮3～4次，取汁去渣，丝棉过滤，将煎汁合并入缸，加明矾少许，撒入搅匀，静置澄清。取上层清汁，入锅内加热熬炼，至汁转浓成水胶状时，改用文火，徐徐炼之，并不停搅拌，防止结底；另取黄酒75毫升，温热倒入，再减火力，微炼。浓缩至胶汁色渐黄色时，将阿胶、冰糖用黄酒温化过滤，入胶锅待炼至能“挂旗”时，再入香油，炼至黄褐色时，出胶切块备用。

【用法】口服。每次服3～9克，温开水或黄酒燉化服之。

【功能】养阴退热、消瘀破癥。

【主治】阴虚血亏，骨蒸潮热及癥瘕积聚，久疟不愈等症。孕妇慎服。

【附记】引自《北京市中药成方选集》。

21. 外台时气膏

【组成】鳖甲、茵陈、栀子、芒硝各64克，大黄160克，常山、炒杏仁各93克，巴豆仁38克。

【制法】 膏剂。麻油熬，黄丹收。

【用法】 外用。贴肚脐上。

【功能】 清热解毒、软坚导滞、行气截疟。

【主治】 一切时气，瘴气病，黄疸，疟疾，赤白痢疾。

【附记】 引自清代吴师机《理瀹骈文》。屡用多效。

22. 太乙保安膏

【组成】 羌活、草乌、川乌、僵蚕、独活、麻黄、桂枝、当归、乌药、防风、荆芥、高良姜、海风藤、闹羊花各30克。

【制法】 膏剂。上药用麻油1500毫升，熬至药枯焦，去渣，下黄丹200克收膏，收贮备用。

【用法】 外用。贴患处、肚脐及有关穴位上。

【功能】 祛风除湿、温经散寒、活血通络。

【主治】 五劳七伤，风寒湿气，筋骨疼痛，痰喘咳嗽，心痛，腰痛，疟疾，痢疾，脚气，跌打损伤，瘰疬，阴毒，臁疮。

【附记】 引自清代吴师机《理瀹骈文》。屡用神效。

23. 金丝万应膏

【组成】 木香、牛膝、川芎、生地黄、细辛、白芷、枳壳、秦艽、独活、防风、当归尾、大枫子、黄芩、羌活、天南星、半夏、赤芍、浙贝母、杏仁、蓖麻子、白蔹、苍术、艾叶、川乌、高良姜、肉桂、川续断、两头尖、连翘、甘草节、藁本、丁香、青皮、藿香、乌药、荆芥、苏木、玄参、僵蚕、桃仁、山栀子、红花、猪牙皂、威灵仙、苦参、茅香、文蛤、蝉蜕、草乌、蜂房、金银花、鳖甲、全蝎、麻黄、白及、大黄、青风藤各60克，蜈蚣2条，穿山甲、白鲜皮、五加皮、真绛香、骨碎补、苍耳子各30克，蛇蜕90克，桃、柳、榆、槐、桑、楝、楮七色树枝各70厘米，麻油6升。

【制法】膏药。先将上药捣碎，入麻油中浸泡（夏浸3夜，春5夜，秋7夜，冬9夜）后，用文煮熬，以药焦枯为度，过滤去渣，取药油贮缸内。另以片松香（不拘多少），先下干净锅内熔化后，即按熔松香1000克，药油120克，试水软硬，仍倒入水缸内令人抽扯，色如黄色即成药膏（每1料制膏药35千克）。

【用法】外用。凡肚腹疼痛、泻痢、疟疾，均取本膏适量，摊在油纸上，贴敷肚脐上；诸疝、小肠气，贴脐及脐下；咳嗽、哮喘、恶心、腹膈胀闷、面色萎黄、心痛，俱贴前心（膻中穴）；负伤劳心、浑身拘痛，贴后心与腰眼。其余诸病俱贴患处，每日换药1次。

【功能】祛风散寒、活血化瘀、软坚散结、清热消肿、通窍止痛。

【主治】一切风寒湿热所致之手足拘挛，骨节疼痛，男子痞块，女子血证，腰痛，一切诸般疼痛，结核转筋，顽癣，顽疮积年不愈，肿毒初发，梅毒，肿块未破者，肚腹疼痛，泻痢，疟疾，诸疝，小肠气，咳嗽，哮喘，受寒恶心，胸膈胀闷，面色萎黄，心痛（脾胃虚寒所致），负伤劳心，浑身拘痛等症。

【附记】引自程爵棠《百病中医鼻脐疗法》。笔者临证30多年，用本方治疗上述各病症，如法用之，每获奇效。

24. 观音救苦膏

【组成】大黄、甘遂、木鳖子、蓖麻子各60克，生地黄、川乌、草乌、三棱、莪术各30克，巴豆、羌活、黄柏、麻黄、皂解枣、肉桂、枳实、真红芽、大戟、白芷各24克，香附、芫花、川厚朴、杏仁、穿山甲、防风、天花粉、独活、全蝎、槟榔、桃仁、细辛、五倍子、玄参各21克，蛇蜕、川黄连各15克，当归45克，蜈蚣10条。

【制法】膏剂。将上药捣碎，用麻油2.5～3升，入上药浸泡5天后，用火煎熬，同时用柳枝不断搅拌均匀，熬至滴水成珠，再加入水飞黄丹1200克，密陀僧120克，拌匀，不老不嫩，收入瓷缸内，放水中拔尽火毒备用。

【用法】外用或内服。随病症选用下列用法。

（1）塞鼻法：即取本膏适量，搓成一长圆柱状，塞入鼻中，每日换药1次，至愈为度。本法适用于偏正头风（同时加贴患处），星障翳膜，拳毛倒睫，迎风流泪，小儿惊风（同时加服0.5～1克，凉开水送服）。

（2）贴脐法：即取本膏适量，搓成圆饼状，贴敷脐中，按紧，外以纱布覆盖，胶布固定。本法适用于蛊胀（加贴敷丹田，内服5～7粒）。疟疾加服甘草汤；疟发过4或5次者加服本膏5～7粒，热酒送服；大小便不通，加饮甘草水，症危加服本膏5～7粒。痢疾，加贴胃口，日久不愈者，赤痢加用龙眼煎水送服本膏5～7粒；白痢加用荔枝壳、核，煎水送服本膏5～7粒；红白痢加用龙眼、荔枝壳、核，煎水送服本膏5～7粒。肠风便血，梦遗白浊，疳积，赤白带下，贴肚脐下及丹田（伴常服甘草汤）。

（3）其他用法：眼科疾病，用针刺耳上放血，再贴本膏；牙痛贴患处；喉科疾病贴喉上（并加服本膏5～7粒）；咳嗽、哮喘、吐痰，贴前后心（忌内服）；噎膈贴胃心口（加服本膏5～7粒）；吐血，鼻衄，贴两足心（涌泉穴），加服甘草汤；痨病有虫，贴背脊、尾闾、肚腹上；痔漏贴患处；口疳贴牙床上；血块瘀积贴患处；中风，难产，逆生，胞衣不下均可内服本膏。

【功能】祛风散寒、活血化瘀、解毒消肿、开窍通络。

【主治】偏正头风，眼科七十二证，咽喉三十六证，噎膈，吐血，鼻衄，蛊胀，痨病（肺结核）疟疾，伤寒，大小便不通，痢疾，带下，血块痞疾，梦遗白浊，痔漏，难产，逆生，胎衣不下，肠风便血，小儿惊风，疳积和中风等病。

孕妇忌服。

【附记】 引自程爵棠《百病中医鼻脐疗法》。临床屡用，均有良效。此膏可直接贴敷，或用布摊贴均可。同时，也可做成如绿豆大的药丸内服，每服5～7粒。

25. 木鳖雄砂散

【组成】 木鳖子30克，雄黄3克，朱砂3克，粉甘草3克。

【制法】 散剂。先将木鳖子去壳及仁上薄皮，取仁炒为黄红色，与后3味药共研极细末，贮瓶备用。

【用法】 口服。成人每次服0.9克，小儿酌量（按体质强弱、年龄大小，取成人量的八分之一或四分之一），于发作前两小时用白开水送下。服药前吃饭半碗，服后饮酒一两盅（不能饮酒者，不饮酒亦可），然后覆被取汗，出汗至半小时后，慢慢去被退汗，卧床休息。不定时者每晚服1次。

【功能】 截疟疾、退寒热。

【主治】 一日一发、间日一发、三日一发，甚至间隔时间更长的疟疾和连续不断的疟疾，脉见弦滑，症见头痛，头晕，眼黄而花，恶心，烦渴，小便赤，大便溏，先冷后热，或先热后冷等。

【附记】 引自程爵棠《民间秘方治百病》。屡用效佳。忌食猪肉及生冷、不洁之物。饮食不要过饱。

26. 鳖甲散

【组成】 鳖甲60克。

【制法】散剂。上药用醋炙，研细末，贮瓶备用。

【用法】口服。每次服4.5克，每日早、晚各服1次，临发作前再服1次。不愈，再加雄黄粉少许。

【功能】养阴、软坚、散结。

【主治】久疟（疟母）。

【附记】引自程爵棠《民间秘方治百病》。屡用效佳。

27. 蒿桂丸

【组成】青蒿、肉桂各等分。

【制法】水丸。上药共研细末，水泛为丸，如梧桐子大，贮瓶备用。

【用法】口服。每次服6克，一日服2次，温开水送服。

【功能】和解退热、杀虫截疟。

【主治】疟疾，回归热。

【附记】引自程爵棠《民间秘方治百病》。屡用效佳。

28. 平疟养脾丸

【组成】人参、漂白术、白茯苓、广陈皮、杭青皮、法半夏、漂苍术、柴川朴、北柴胡、嫩黄芪、猪苓、泽泻、嫩桂枝、小常山、大鳖甲、川芎、炙甘草、草果各30克。

【制法】糊丸。上药共研极细末，用酒煮面糊为丸，制成米粒大的小丸。贮瓶备用

【用法】口服。每次服6克，用米汤送。

【功能】益气健脾、利湿截疟。

【主治】疟疾，久疟体虚者尤宜。

【附记】引自吴公陶《中医儿科临床选辑》。屡用效佳。

29. 常 果 丸

【组成】 常山、草果各等分。

【制法】 水丸。上药共研细末，水泛为丸，如梧桐子大，贮瓶备用。

【用法】 口服。每次服 3 克，一日服 2 次，黄酒送下。

【功能】 祛痰截疟。

【主治】 疟疾，回归热。

【附记】 引自程爵棠《民间秘方治百病》。笔者依本方加柴胡、清半夏以和解少阳，验之临床，效果尤佳。

十一、流行性脑脊髓膜炎

流行性脑脊髓膜炎（简称“流脑”）是由脑膜炎双球菌所致的化脓性脑膜炎，属中医“春温”、“风温”、“伏气温病”范畴。本病有传染性，多发生于冬春两季，且以儿童发病为多。

病因

多由外感风温之邪，或为伏邪随春升之气而发病，或新感温疫毒邪所致。

症状

发热，或寒战，高热。伴有头痛，恶心，呕吐，咽痛，咳嗽，或烦躁不安，昏迷，惊厥等。可见皮肤瘀斑及脑膜刺激征。潜伏期为2～10天。其病传变甚速。

治疗方药

1. 雷击散

【组成】广木香6克，牙皂10克，细辛10克，朱砂7.5克，雄黄7.5克，薄荷9克，藿香9克，枯矾3克，白芷3克，桔梗6克，陈皮6克，防风6克，贯众6克，法半夏6克，生甘草6克。

【制法】散剂。上药（朱砂、雄黄单研后混合）共研极细末，和匀，贮于瓷瓶内蜡封备用。

【用法】口服。10～15岁每次服3～6克，5～9岁每次服1.5～3克，2～4岁每次服1.5克。每日早、晚各服1次，以姜汤或开水冲服。也可用本散吹鼻，每取少许吹入鼻腔，每天多次。

【功能】豁痰开窍、祛风解毒。

【主治】流行性脑脊髓膜炎。

【附记】引自胡熙明《中国中医秘方大全》刘志钧方。临床屡用，疗效满意。古法吹鼻，对神昏者最为合适。

2. 香薷油膏

【组成】①香薷油2%，石蜡12%，凡士林86%；②香薷油2%，石蜡8%，凡士林90%。

【制法】膏剂。称取凡士林和石蜡加温熔融，混合冷却至60℃以下，加入香薷油不断搅拌均匀，凝固即成。

【用法】外用。每取此油膏涂鼻，日涂3次。

【功能】清热解毒。

【主治】流行性脑脊髓膜炎。

【附记】引自曹春林《中药制剂汇编》。

3. 水蛭膏

【组成】水蛭30～60克。

【制法】散剂。将上药焙干，研为细末备用。

【用法】外用。每取此药粉适量，以冷开水调和成膏状，敷于后发际至第7颈椎，外以纱布包扎固定。每日换药1次。

【功能】活血通络。

【主治】流行性脑脊髓膜炎（后期）。

【附记】引自《集验百病良方》。屡用效佳。又取吴茱萸研细末，用白酒调和成膏状，外敷于双侧手心（劳宫穴）、足心（涌泉穴）上，并用纱布包扎固定。敷1～2小时取下，每日1次。用于流脑中、后期，效佳。

4. 搜风散

【组成】牙皂1.5克，辛夷花4.5克，贯众9克，藿香叶6克，防风3克，苍耳子6克，雄黄6克。

【制法】散剂。上药共研细末，和匀，贮瓶备用，勿泄气。

【用法】外用。以0.1克（3厘）为一包，每日给小儿嗅3～4次。

【功能】祛风解毒。

【主治】预防流行性脑脊髓膜炎。

【附记】引自《外治汇要》。用于未病先防，有效率达100%。

5. 礞硝散

【组成】礞石20克，火硝10克。

【制法】散剂。上药共研极细末，贮瓶备用。

【用法】口服。每次服3克，日服2次，温开水送服。

【功能】泻热排痰。

【主治】流行性脑脊髓膜炎及肺炎高热期。

【附记】引自程爵棠《民间秘方治百病》。屡用效佳。

6. 流脑散

【组成】大青叶、龙胆草、杭菊花各50克，生石膏80克，连翘、天竺黄各35克，羚羊角粉（后入）15克，蜈蚣3条，干地龙15克。

【制法】 散剂。上药晒干，共研极细末，和匀、贮瓶备用。

【用法】 口服。每次服9～15克，一日服3次，温开水送服。

【功能】 清热解毒、平肝熄风。

【主治】 流行性脑脊髓膜炎（初、中期）。

【附记】 引自《临床验方集》笔者祖传秘方。屡用效佳。笔者应用，常配合用安脑丸，神昏加紫雪丹。用之临床，常收到满意效果。

7. 黛蛤散

【组成】 青黛10克，蛤粉20克。

【制法】 散剂。上药共研极细末，贮瓶备用。

【用法】 口服。每次服3克，日服2次，温开水送服。

【功能】 清热解毒。

【主治】 流行性脑脊髓膜炎、肺炎等急性热病，以及气管炎，胃肠炎。

【附记】 引自程爵棠《民间秘方治百病》。屡用效佳。

十二、流行性感冒

流行性感冒是一种以外感风邪兼挟时疫之气所引起的外感发热性传染性疾病，属中医“感冒”、“瘟疫”范畴。本病传染性极大，流行广泛，传播迅速，严重地威胁人民的健康。本病一年四季皆可发生。

病　因

风邪侵袭，兼挟时疫之气，或外感温疫毒邪所致。

症　状

初起与风寒、风热感冒症状相似，且发病急，病情严重。继而出现高热、咽痛、剧咳、头痛、口渴等症。

治疗方药

1. 清宫丸

【组成】枳壳（炒）、柴胡各20克，生石膏10克，麦冬、黄芩各25克，郁金、白芍（酒炒）各20克，薄荷15克，清半夏20克，桔梗25克，茯苓20克，栀子15克，雄黄20克，胆南星、羌活各15克，水牛角浓缩粉50克，独活15克，朱砂、甘草、白糖参、葛根各20克，龙胆草10克。

【制法】蜜丸。取上药上品，称量配齐，共研极细末，炼蜜为丸，每丸重 10 克。贮存备用。

【用法】口服。每次服 1 丸，一日服 2 次，温开水送服。

【功能】清热解毒。

【主治】流行性感冒，风热头痛，咽干喉痛。

孕妇忌服。

【附记】引自《医方秘典》。屡用效佳。

2. 清瘟解毒片

【组成】大青叶 100 克，连翘 75 克，玄参、天花粉各 100 克，桔梗 75 克，牛蒡子（炒）100 克，羌活 75 克，防风 50 克，葛根 100 克，柴胡 50 克，黄芩 100 克，白芷、川芎、赤芍各 50 克，甘草 25 克，淡竹叶 100 克。

【制法】片剂。上药按渗漉或水煎（3 次）提液浓缩成稠膏状，烘干，或共研细末，加入适量赋形剂，和匀，制粒，压片，包糖衣。每片重 0.3 克（相当于原药 1.3 克）。贮瓶备用。

【用法】口服。每次服 4 片，一日服 3 次，温开水送服。

【功能】清瘟解毒、散风清热。

【主治】时疫感冒（即流感），症见发热怕冷，无汗头痛，口苦无味，烦渴思饮，四肢酸痛，痄腮红肿。

【附记】引自《医方秘典》。屡用效佳。忌食辛辣油腻之物。

3. 时疫清瘟丸

【组成】金银花、连翘、黄芩、荆芥穗、赤芍、玄参、防风、天花粉各 360 克，山楂（炒）、六神曲（炒）、麦芽（炒）各 120 克，栀子（姜水炒）、淡豆豉各 360 克，白芷 270 克，甘草 180 克，薄荷、地黄各 180 克，犀角 9 克。

【制法】蜜丸。取上药上品，称量配齐。犀角、地黄单放。先将犀角剉研为细粉，过100～120目细罗。将余药共轧为粗末，将地黄与部分粗末同捣烂，晒干或低温干燥，再共研为细粉，和匀，过80～100目细罗。入犀角粉陆续同研细，和匀，过细罗。取炼蜜［每药粉300克，约用炼蜜（110℃）450克，和药时蜜温100℃］与上药粉搅拌均匀，成滋润团块，分坨，搓条，制丸。每丸重6克，一料制丸1885丸，贮存备用。密封，置室内阴凉干燥处。

【用法】口服。每次服2丸，一日服2次，温开水或芦根汤送服。

【功能】清热解毒、生津化滞。

【主治】由于感冒风热引起身热头痛，咽干口渴以及伤食停滞。可用于流行性感冒，风热感冒。

孕妇忌服。

【附记】引自《全国中药成药处方集》。屡用效佳。

4. 桑菊散

【组成】桑叶75克，菊花30克，连翘45克，薄荷24克，甘草24克，桔梗60克，杏仁（炒）60克，芦根60克。

【制法】散剂。取上药上品，称量配齐，杏仁单放。上药共研细末，杏仁轧细，混合均匀，同研细，过80～100目细罗。袋装，每袋15克，备用，勿受潮湿。

【用法】口服。每次服7.5克，一日服2次，温开水冲服。

【功能】散风清热。

【主治】风温在肺，症见发热咳嗽及感冒，流行性感冒等。

风寒感冒者忌服。

【附记】引自《全国中药成药处方集》。屡用效佳。

5. 抗感冒片（一）

【组成】金银藤 23040 克，野菊花 11520 克，射干 3840 克，阿司匹林 11520 克，扑尔敏 38.4 克，维生素 C 192 克。

【制法】片剂。先将金银藤、野菊花、射干水煎 3 次，第一次加离子交换水 6 倍量，浸泡半小时后，煮沸 1 小时，第二、三次，每次加水 5 倍量，各煮沸半小时，合并 3 次滤液，静置过滤，浓缩至约 1∶1。再取浓缩液，加入浓乙醇至含醇量达 60%，搅匀，静置 24～48 小时，取上清液（沉淀物过滤）回收乙醇，并浓缩为稠膏状，冷却后，另取淀粉 900 克，和入稠膏，混匀，过 16～18 目筛网，制成颗粒，晾干或低温干燥，整粒时掺入阿司匹林、扑尔敏、维生素 C 充分和匀，加入 0.3%硬脂酸镁（约 30 克）、3.5%滑石粉（约 330 克），混合均匀，压片，包橘红色糖衣，每片约 0.48～0.5 克重（每 5 片相当原药 10 克），每瓶装 20 片。密封，置干燥处。

【用法】口服。每次服 4～5 片，每日服 3 次，温开水送服。儿童酌减。

【功能】解热、消炎、镇痛。

【主治】流行性感冒，伤风感冒及上呼吸道感染等症。

【附记】引自《中药制剂手册》。屡用效佳。一方去射干，加北豆根。

6 清瘟解毒丸

【组成】连翘、金银花、菊花、牛蒡子各 100 克，桃花、天花粉各 75 克，桑叶 100 克，桔梗、浙贝母、玄参各 75 克，竹叶 100 克，甘草、赤芍、薄荷各 50 克。

【制法】蜜丸。上药共研细末，炼蜜为丸，每丸重6克。贮瓶备用，勿受潮湿。

【用法】口服。每次服2丸，每日服2次，小儿酌减，温开水送服。

【功能】清瘟解表、散风清热。

【主治】瘟热毒盛，流行性感冒，头痛身热，四肢酸痛，腮腺炎。

孕妇慎服。

【附记】引自《集验百病良方》。屡用效佳。忌食辛辣油腻食物。

7. 羚羊感冒片

【组成】淡豆豉4.11千克，银花11.4千克，连翘11.4千克，竹叶5.10千克，甘草4.11千克，牛蒡子(炒)7.8千克，桔梗7.8千克，羚羊角粉0.1172千克，荆芥5.10千克，薄荷冰0.0198千克。

【制法】片剂。将豆豉、银花、连翘、竹叶、甘草、牛蒡子等6味按水煮法制成浸膏。桔梗制成细粉，作赋形剂用。荆芥按水蒸气蒸馏法提取挥发油，母液浓缩成浸膏。将浸膏、赋形剂用淀粉混合后按水制颗粒法制成颗粒，干燥。待颗粒冷却后，加入芥穗油、薄荷冰及羚羊角粉，混合均匀后制片。每片重0.3克，贮瓶备用。

【用法】口服。每次服2～4片，每日服2次，温开水送服。

【功能】散风清热、解表退烧。

【主治】流行性感冒，症见头眩咳嗽，咽喉疼痛，两腮赤肿。

【附记】引自《天津市中成药规范》。屡用效佳。

8. 消炎片

【组成】板蓝根、蒲公英各等分。

【制法】片剂。将上药加工，切碎，煎煮浓缩，提炼，压制成片，每片重0.3克。贮瓶备用。

【用法】口服。每次服4～6片，每日服3～4次，温开水送服。

【功能】清热解毒。

【主治】流行性感冒，流行性腮腺炎，上呼吸道感染，胃肠炎，急、慢性肝炎及尿道感染等病症。

【附记】引自曹春林《中药制剂汇编》。屡用效佳。

9. 抗感冒片（二）

【组成】黄芩素0.2克，板蓝根浸膏0.15克，阿司匹林0.08克，非那根0.002克，维生素C 0.05克。

【制法】片剂。先取黄芩粗粉100份，用1000～1500份水浸渍或渗漉，取得渗漉液或滤液，另取明矾5～6份，溶于热水中，制成饱和溶液，将此饱和溶液缓缓加入上述渗漉液中，即出现大量鲜黄色沉淀，静置12小时，倾出上清液，下部沉淀用水洗涤除去明矾，45℃烘干，即得黄色粉末。再将板蓝根加水浸煮，共煮2次过滤，滤液浓缩至原生药的三分之一时冷却，加入乙醇，使含醇量达60%，静置12小时，滤取上清液，沉淀物再用乙醇洗涤之，合并乙醇液，回收乙醇。减压浓缩成糊膏，60℃烘干。

将黄芩素与板蓝根浸膏，和匀粉碎过100目筛，加阿司匹林等三味药，搅拌均匀，制成颗粒，压片，片芯0.3克重，包糖衣。贮瓶备用。

【用法】口服。每次服 2～4 片，一日服 2 次，温开水送服。小儿酌减。或遵医嘱。

【功能】解热消炎。

【主治】流行性感冒，普通感冒及上呼吸道感染等症。

【附记】引自曹春林《中药制剂汇编》。屡用效佳。

10. 抗感宁片

【组成】四季青叶 1.25 克，白英 1.24 克，前胡 0.625 克，异丙基安替比林 0.025 克，扑尔敏 0.0005 克，硬脂酸镁 0.005 克，淀粉适量。

【制法】片剂。先取四季青叶、白英、前胡，拣去杂质，洗净，分别加水煎煮 2 次，合并各煎液，浓缩至 1∶1 时，加等量乙醇，搅拌放置，滤取上清液，残渣用 70％乙醇洗涤，洗液与滤液合并，蒸去乙醇，浓缩至厚膏状，真空烘干，备用。再取扑尔敏加约 20 倍的淀粉，逐步过筛稀释，并与异丙基安替比林细粉充分拌匀后，备用。然后取四季青叶等的干浸膏。加硬脂酸镁制成细颗粒，加扑尔敏及异丙基安替比林的细粉，充分拌匀，压片即得。片重约 1 克，包糖衣，贮瓶备用。

【用法】口服。每次服 4 片，每日服 3 次，温开水送服。

【功能】消炎解热。

【主治】流行性感冒等。

【附记】引自《上海市药品标准》。屡用效佳。

11. 复方感冒片

【组成】黄皮叶 9 克，菊花 9 克，连翘 9 克，荆芥 3 克。

【制法】片剂。将上药煎煮（3 次）浓缩成流浸膏，烘干，制粒，压片，包糖衣。每片含原生药17克。贮瓶备用。

【用法】口服。每次服6片，每日服3次，温开水送服。

【功能】清热解表。

【主治】流行性感冒。

【附记】引自《海南卫生》。屡用效佳。

12. 柴黄片

【组成】柴胡250千克，黄芩（去槽朽）250千克。

【制法】片剂。将柴胡250千克、黄芩160千克煮提3次，时间分别为3小时、1小时、半小时。黄芩90千克研成细粉，过100目筛，合并以上药液，沉淀过滤，减压浓缩至比重1.30～1.35（60℃），加入原粉，搅拌均匀，干燥，研为细粉，过100目筛，用稀乙醇湿润颗粒，待颗粒干燥后，整粒，加0.5%硬脂酸镁，和匀，压片，每片重0.3克，每袋装20片。

【用法】口服。每次服5片，每日服2次，温开水送服。

【功能】清热解表。

【主治】感冒，流行性感冒引起的发烧。

【附记】引自《北京市中成药规范》。屡用效佳。

13. 疏表散

【组成】淡豆豉25克，山川柳、荆芥穗、山栀皮、大青叶各9克，板蓝根18.8克，粉葛根9克，金银花、青连翘、象贝母、白茅根、天花粉、润元参、广陈皮、条黄芩各18.8克，冬桑叶、净蝉衣各12.5克，赤芍18.8克，羚羊角粉1.6克，犀角粉1.3克（或水牛角粉12.5克代）。

【制法】散剂。上药共研极细末，每包1.8克，分装备用。

【用法】口服。一日总量，一岁1包，三岁2包，六岁4包。分2～4次，温开水冲服。

【功能】散风、清热、镇惊。

【主治】流行性感冒，上呼吸道感染，急性咽炎，扁桃体炎，流行性腮腺炎，麻疹，风疹，幼儿急疹，荨麻疹及小儿外感发热。

阴虚发热、结核性发热者忌服。

【附记】引自徐振纲《何世英儿科医案》何世英方。治验甚多，效果满意。据多年临床体会，一般风热外感者，在服药1～2次后，皮肤微汗，可当时退热；流感、急性咽炎、扁桃体炎者，一般是第二天退热；对于麻疹的先驱症状及发疹期，除控制高热，促进表疹外，并能减少合并症；对外感高热引起的急惊风，一般在当日可热减痉定；痫痫伴有高热者，应配合疡痫平，多数病人能够当日退热。

14. 感冒散（一）

【组成】金银花、连翘各30克，荆芥穗、薄荷叶各18克，黄芩30克，川贝母15克，石菖蒲、藿香各18克，神曲、白蔻各12克，木通15克，滑石45克，大黄、菊花各30克。

【制法】散剂。上药共研末，贮瓶备用。

【用法】口服。一般取用本散15～18克，重者不超过30克。将药末放在盖碗内，用开水冲入盖好，浸至适宜时温服。一日服2次。小儿用量酌减。

【功能】清热解表、消食通利。

【主治】流行性感冒。

【附记】引自程爵棠《百病中医膏散疗法》孙剑涛祖传秘方。屡用效佳。一般服药1次即愈，重者不超过3次。

15. 银翘解毒膏

【组成】 荆芥穗 12 克，银花 30 克，苦桔梗 15 克，薄荷 18 克，淡竹叶 15 克，甘草 15 克，豆豉 15 克，连翘 30 克，炒大力子（即牛蒡子）18 克。

【制法】 膏剂。以上各药熬汁滤渣，合并滤液，熬沸浓缩，收清膏。每清膏 500 克兑蜜 1000 克，和匀，收膏装瓶。

【用法】 口服。每次服 30 克，一日服 2 次，白开水冲服。

【功能】 清热解表、散风退热。

【主治】 流行性感冒，症见咽喉肿痛，发冷发烧，头痛，咳嗽，两腮红肿（痄腮）。

【附记】 引自《全国中药成药处方集》。屡用效佳。

16. 叶 胡 膏

【组成】 苏叶、前胡、枳壳、半夏、广陈皮、桔梗、云茯苓、葛根、木香、甘草、瓜元（即瓜子金）各 12 克，党参 12 克。

【制法】 膏药。上药用麻油 150 毫升熬药至焦枯，过滤，去渣，加黄丹 12 克（研细），搅匀收膏。贮缸备用。

【用法】 外用。每取此药膏适量，摊贴支气管区和锁骨切迹上方。每隔日或 3 日换药 1 次。

【功能】 止咳祛痰、散风寒热。

【主治】 流行性感冒，伤风咳嗽（气管炎）。

【附记】 引自王光清《中国膏药学》。屡用效佳。笔者用治流感，常加贴肺俞（双）、大椎穴。忌食生冷及刺激性食物。

17. 抗菌消炎片

【组成】千里光 15 克，二花（即金银花）9 克，过山龙（即三白草）12 克，甘草 6 克，土黄连 9 克。

【制法】片剂。将上药烘干（低温干燥），共研细末，过 80 目筛，制颗粒，加适量黏合剂，和匀，压片，每片重 0.5 克，烘干，贮瓶备用。

【用法】口服。每次服 8～10 片，每日服 3 次，温开水送服。

【功能】清热解毒。

【主治】流行性感冒，扁桃体炎及上呼吸道感染。

【附记】引自曹春林《中药制剂汇编》。屡用效佳。

18. 复方银胡散（片）

【组成】山银胡 9 克，紫草 6 克，连翘 9 克，板蓝根 15 克，生石膏 15 克。

【制法】冲剂。将上药材挑拣干净，除去杂质，称量配齐，混合加水煎煮 2 次，每次水沸后再煎一小时，过滤，两次滤液合并，浓缩至每毫升含生药 2 克，加 95％乙醇沉淀（乙醇量以达 70％为度）12～24 小时后过滤，回收乙醇蒸发至成稠膏，加入粉碎过的白砂糖，充分混合，过 14～16 目筛，制成颗粒，在 60℃干燥，分装即得。

片剂。制法同上，不用糖，留部分紫草打粉，加入经乙醇沉淀后的稠膏中，制成颗粒，60℃烘干、研碎，再加乙醇湿润制粒，干燥后加 2％硬脂酸镁，和匀，压片，每片重 0.3 克，贮瓶备用。

【用法】口服。冲剂，成人每次服 7 克，每日服 2～3 次，置杯中冲入开水200～300毫升（半杯），轻轻将颗粒搅溶，温服。儿童依年龄酌减，8～14岁2/3成人量，3～7岁1/2成人量，3岁以下1/3成人量。

片剂，成人每次服4～6片，每日服2～3次，温开水送服。小儿酌减。

【功能】清热解毒。

【主治】感冒及流行性感冒。

【附记】引自曹春林《中药制剂汇编》。屡用效佳。

19. 复方三椏苦片

【组成】三椏苦870克，菊花580克，虎杖580克，大黄藤870克，金银花580克，淡竹叶870克，大血藤580克。

【制法】片剂。将以上各药混合打成粗粉，混合均匀。取淀粉4700克，加水煎煮两次，合并滤液，浓缩成稠膏状。另取粗粉200克打成细粉，过100目筛，与稠膏混合均匀，制成软材，通过适宜的筛网制成湿粒，80℃烘干，加入润滑剂，和匀，压片。每片重0.3克，为黄棕色药片。贮瓶备用。

【用法】口服。每次服3片，一日服3次，温开水送服。

【功能】清热解毒。

【主治】预防流行性感冒、流行性脑脊髓膜炎和治疗感冒、支气管炎等。

【附记】引自曹春林《中药制剂汇编》。屡用效佳。

20. 复方黄石片

【组成】石椒草250克，大黄药250克，韦根240克，桑叶240克，菊花120克，甘草96克，枇杷叶15克，薄荷油1毫升。

【制法】片剂。取上药上品，加工整理好。取石椒草、大黄药混合提取挥发油，药渣与韦根、桑叶、枇杷叶三味药加水煮提2次。第一次8倍水，煮沸2小时，过滤；滤渣加6倍水，煮沸2小时，过滤。合并两次滤液，浓缩成稠膏。取菊花、甘草共研细粉，过100目筛，与稠膏混合，干燥，粉碎过100目筛，以3%淀粉浆制成软材，过14目筛，制成颗粒，在50℃内干燥，将提得的挥发油及薄荷油喷洒于干颗粒中，加入硬脂酸镁混匀，压片，上糖衣即得。每片重0.35克，相当于生药1.2克，本品为白色糖衣片，片心灰黑色。贮瓶备用。

【用法】口服。每次服4片，每日服3次，温开水送服。

【功能】清热解毒、止咳化痰。

【主治】流行性感冒，咽喉炎，扁桃体炎，支气管炎等。

【附记】引自曹春林《中药制剂汇编》。屡用效佳。

21. 桉氨抗感片

【组成】桉叶265克，羌活312.5克，银花312.5克，藿香312.5克，咖啡因1.5克，氨基比林30克，扑尔敏0.4克，维生素C 15克，润滑剂适量。

【制法】片剂。取加工整理好的桉叶、金银花、羌活、藿香按处方量各取10%共研为细粉，过100目筛。其余90%生药切碎，加水淹过药面，煎煮3次，每次一小时，过滤，合并3次滤液，浓缩至500毫升，加入95%乙醇1500毫升，随加搅拌，静置，沉淀24小时，滤取上清液（弃沉淀物），回收乙醇，继续浓缩至500毫升左右，再加入咖啡因、氨基比林、维生素C，混匀，制成软材，过适宜的筛网制成颗粒，以80℃干燥，过20目筛，加适量的润滑剂，和匀，压片，包糖衣，即得。每片芯重0.3克。贮装备用。

【用法】口服。每次服5～10片，一日服2～3次，温开水送服。儿童酌减。

【功能】抑菌消炎。

【主治】防治感冒及流行性感冒等。

【附记】引自曹春林《中药制剂汇编》。临床屡用，疗效较为满意，总有效率为98.3％。

22. 感冒散（二）

【组成】大青叶1000克，鱼鳅串500克，马鞭草750克，蔗糖500克，仙鹤草500克，淀粉适量。

【制法】冲剂。将上药洗净，切片（碎），加水浸过药面约2寸，煎煮2次，第一次煮沸2小时，第2次煮沸1小时，纱布过滤，合并滤液，并浓缩至1000毫升左右。放冷，加入等量乙醇静置24小时，回收乙醇，并浓缩至500毫升左右，加入淀粉、蔗糖，混合均匀，以10～12目筛制粒，烘干，过筛选粒，袋或瓶装，备用。一料分装100包。

【用法】口服。每次服1包，每日服2～3次，开水冲服。

【功能】清热解毒。

【主治】流行性感冒及流行性脑脊髓膜炎。

【附记】引自《贵州农村中草药制剂》。屡用效佳。

23. 流感丸

【组成】①黄荆条叶1000克，野菊花500克，黑汉条500克，马鞭草1000克，一枝黄花800克，小贯众800克，鸡屎藤500克；②银花藤500克，马鞭草500克，小贯众500克。

【制法】浓缩丸。方①取马鞭草研细过100目筛，收集细粉备用。另将黄荆条叶、野菊花、鸡屎藤用水蒸气蒸馏，收集馏液500毫升。药渣与黑汉条、一枝黄花、小贯众与马鞭草剩余粗粉末共同煎煮2次，每次煮沸1小时，过滤，合并两次滤液，并浓缩成膏，与马鞭草细粉，混匀，干燥，粉碎，过100目筛，用蒸馏液泛丸，如梧桐子大，贮瓶备用。

方②取银花藤、马鞭草烘干研粉，过80～100目筛，取细粉800克备用。剩余粗粉与小贯众合并，加水浸过药面约2寸，煎煮两次，每次煮沸1.5小时，纱布过滤。合并滤液，并浓缩至600毫升左右，与细粉泛丸，如梧桐子大，约0.2克重。贮瓶备用。

【用法】口服。方①每次服10粒，一日服3次，温开水送服。方②每次服25粒，一日服3次，温开水送服。儿童酌减。

【功能】①清热消炎、解表镇咳；②清热消炎。

【主治】流行性感冒。方①对本病还有预防作用。

【附记】引自《贵州农村中草药制剂》。屡用效佳。

24. 青山感冒宁

【组成】青蒿15000克，山芝麻25000克，大青叶15000克，龙眼果树叶20000克，枇杷叶15000克。

【制法】片剂。取青蒿打细粉2000克，剩余青蒿与余药水煮2次，过滤，合并浓缩成糊状，加入青蒿细粉、淀粉、硬脂酸镁、滑石粉，混匀，制颗粒压片12000片，有条件者包上糖衣。贮瓶备用。

【用法】每次服4片，一日服3次，温开水送服。小孩酌减。

【功能】清热解毒、祛痰镇咳。

【主治】流行性感冒和普通感冒。

【附记】引自曹春林《中药制剂汇编》。屡用效佳。

25. 复方板蓝根片

【组成】板蓝根3300克，蒲公英3300克，石椒草3300克，阿司匹林300克，扑尔敏10克，咖啡因30克。

【制法】片剂。将板蓝根、蒲公英、石椒草拣去杂质，洗净，切细。把石椒草放入密闭煮提锅内，提尽芳香油后启盖（收集芳香油另器保存待用），放入板蓝根和蒲公英，加水浸过药面约2寸，先后煎煮2次，每次煮沸1.5小时，合并两次滤液，过滤，并浓缩至1∶25（即1毫升药相当于生药2.5克），加乙醇至药液含醇量60%，搅拌均匀，静置48小时后过滤，并弃去滤渣，取滤液回收乙醇，并继续浓缩为稠膏，放冷。另取淀粉适量与放冷的稠膏搅拌均匀，过16～18目筛网，制成颗粒，干燥，整粒时加入阿司匹林、扑尔敏、咖啡因，并喷洒芳香油，充分混匀，加入0.3%硬脂酸镁、3.5%滑石粉，混合均匀，制粒压片5000片，每片重0.48～0.5克（每5片相当于原生药9.9克），包黄色糖衣。贮瓶备用。密封，置干燥处。

【用法】口服。每次服4～5片，每日服3次。温开水送服。儿童酌减。

【功能】解热、消炎、止痛。

【主治】流行性感冒，普通感冒及上呼吸道感染等症。

【附记】引自《中草药通讯》。屡用效佳。

26. 流感片

【组成】野菊花5000克，金银花藤5000克，车前草5000克，夏枯草5000克，鱼鳅串5000克，滑石粉适量。

【制法】片剂。将野菊花低温干燥，粉碎，过80目筛，取细粉2000克备用。剩余粗粉及余药材加水浸过药面约2寸，煎煮2次，第一次煎沸2小时，第2次煎沸1小时，纱布过滤，合并滤液，浓缩至稠膏状，加入细粉混匀，低温烘干，粉碎，过80目筛，以50%～60%的乙醇按湿法制粒，低温烘干，过14～18目筛，再用80目筛筛去细粉，加入5%的滑石粉，和匀压片（一料制片10000片），每片相当于原生药2.5克。贮瓶备用。

【用法】口服。每次服4～6片，一日服3次，温开水送服。

【功能】清热解毒。

【主治】防治流行性感冒及伤风感冒。

【附记】引自《贵州农村中草药制剂》。屡用效佳。

27. 十二味翼首散

【组成】翼首草、榜嘎、角茄香各150克，莪大夏、黑草乌叶各100克，石灰草、牛黄、麝香、安息香、五灵脂膏、檀香、红花各50克。

【制法】散剂（藏药）。上药共研极细末，和匀，贮瓶备用。

【用法】口服。每次服1～1.5克，一日服2次，温开水送服。

【功能】清热解毒。

【主治】流行性感冒、痢疾、热病发烧。

孕妇忌服。

【附记】引自《中华人民共和国药典》1985年版。屡用效佳。

28. 凉膈散

【组成】大黄100克，连翘、芒硝、黄芩（酒炒）各50克，栀子 40 克，薄荷 35 克，甘草 30 克。

【制法】 散剂。上药共研极细末，和匀，贮瓶备用，或每袋装 25 克。

【用法】 口服。每次服 15～25 克，加竹叶 7 片，蜂蜜少许，水煎，2 次分服。

【功能】 清热解毒、泻火通便。

【主治】 因胸膈烦热引起的烦躁，干渴，口舌生疮，便秘，小便短赤，面赤唇燥，舌质红，苔黄干。可用于流行性感冒，斑疹伤寒，猩红热，支气管炎，肺炎，扁桃体炎，口腔炎，结核膜炎以及热性病出血等病症。

【附记】 引自《全国中药成药处方集》。屡用效佳。

十三、流行性腮腺炎

流行性腮腺炎，中医称“痄腮”，俗称“猪头肥”，是由腮腺炎病毒引起的急性呼吸道传染病。本病好发于冬春季节，尤以5～9岁小儿发病居多。

病 因

现代医学认为，本病主要是由于感染腮腺炎病毒所致。中医学认为，多因外感风热，或风寒郁而化热，且兼挟时疫之邪，或温热时毒，侵袭少阳、阳明经，而内有积热搏结所致。风热毒邪壅阻少阳经络，胆胃积热上攻，少阳经脉失和，经气壅滞，气血运行受阻，致郁滞、凝聚而成。

症 状

发热，畏寒，耳下非化脓性肿胀、疼痛，且伴有头痛，咽痛，纳呆等症。一般预后良好。但有时可并发肺炎、睾丸炎、卵巢炎、脑膜炎、胰腺炎、乳腺炎、甲状腺炎等。

治疗方药

1. 双黄散

【组成】 黄连10克，大黄10克，吴茱萸10克，胆南星7克。

【制法】散剂。上药共研极细末，和匀，贮瓶备用。

【用法】外用。每次本散30克，用冷开水调和成膏，分敷于患者双足心涌泉穴（翌晨去掉），连敷3晚。

【功能】清热解毒、消肿止痛。

【主治】流行性腮腺炎。

【附记】引自《中国中医秘方大全》文远荣方。屡用效佳，一般外敷2～3日即愈。

2. 腮腺炎膏

【组成】穿山甲、乳香、没药、赤芍、连翘、栀子、生大黄、大青叶、板蓝根各10克，五灵脂50克。

【制法】药膏。上药共研细末，用炼好的蜂蜜调成膏状，贮罐备用。

【用法】外用。取冷却后的药膏，摊在纱布上（摊药范围略大于腮肿范围），敷贴于腮肿部位，每30～36小时换药1次。

【功能】活血散瘀、解毒消肿。

【主治】小儿流行性腮腺炎。

【附记】引自《中国中医秘方大全》曹立纲方。多年应用，疗效满意。一般敷药1～3次即愈，治愈率达100%。

加减：有高热者，可配牛蒡子、金银花、大青叶、板蓝根、赤芍、夏枯草、重楼、生石膏，浓煎频服。每日1剂，剂量可视年龄酌情选择。

3. 牛蒡消毒丹

【组成】熟牛蒡子12克，荆芥9克，连翘12克，山栀9克，丹皮12克，黄芩6克，白蔻仁3克，藿香12克，佩兰12克，薄荷5克，夏枯草15克，玄参9克，石菖蒲9克，炙僵蚕9克，赤苓12克，猪苓12克。

【制法】散剂。上药共研细末，和匀，贮瓶备用。

【用法】口服。每取本散15～30克，置于有盖茶杯内，用开水250～300毫升冲入，加盖，待温时揭盖顿服。一日服2次。

【功能】祛风化痰、清热利湿。

【主治】慢性化脓性腮腺炎（风邪痰热型）。

【加减】若伴恶寒发热，加清水豆卷12克，桑叶9克；咽痛，加苦桔梗6克，赤芍12克；咳痰黏稠，加陈皮6克，象贝母9克。

【附记】引自《集验百病良方》。胡北平方。屡用效佳。

4. 复方泽漆膏

【组成】鲜泽漆（俗称猫儿眼）1000克，鲜地丁50克，金银花30克，冰片0.5克。

【制法】膏剂。将上述药品洗净去尘，切碎，置入锅内，加清水2000毫升，煎沸30分钟后过滤，弃去药渣，收取过滤液1200毫升，再用文火煎煮浓缩至膏状（使浓缩液滴水成珠而呈有光亮色泽时），随后加入冰片，充分调和均匀，装入罐内，密闭备用。

【用法】外用。将药膏摊在厚白布上（布厚约0.5毫米），视其腮腺肿大之范围而贴药。单侧发病贴单侧，双侧发病贴双侧，间日换药1次。

【功能】清热解毒、消肿散结。

【主治】流行性腮腺炎。

【附记】引自《集验百病良方》苏道祥方。多年应用，治验甚多，总有效率达100%，治愈率达62.5%。

5. 六神冰黛散

【组成】 六神丸（研细）30 粒，冰硼散 15 克，青黛 30 克，芒硝 12 克。

【制法】 散剂。上药调匀，备用。

【用法】 外用。取上药粉 1/2，以陈醋调和成膏状，敷于腮腺肿胀处和涌泉穴（左腮腺贴右涌泉，右腮腺贴左涌泉），每6～8 小时换药 1 次，直至发热、腮腺肿胀消失。同时内服自拟“大板夏玄汤”：酒大黄 10 克，板蓝根、玄参、夏枯草各 30 克，每日 1 剂，水煎服，顿服。

【功能】 清热解毒、消肿止痛、引热下行。

【主治】 流行性腮腺炎。

【附记】 引自《程氏医学笔记》. 屡用效佳，一般用药 1～3 天即愈。

6. 发泡拔毒膏

【组成】 ①发泡散：斑蝥、雄黄、白矾各 30 克，蟾酥 10 克；②拔毒膏：香油、广丹配制成黑膏药。

【制法】 散剂。方①上药共研极细末，和匀，贮瓶备用。方②按常规配制成膏。

【用法】 外用。患处先按常规消毒，取拔毒膏摊于油纸上，取少许发泡散，撒于拔毒膏中心（约 0.1～0.3cm），稍加热即可贴在肿胀部位（患部）上（要求发泡散药对准肿胀部位最高处）。贴药 24 小时后，除去膏药见肿起，发泡部位水破自流，后用龙胆紫药水外涂即可。如未发水泡，应再敷 1 次。

【功能】 拔毒消肿、清热止痛。

【主治】流行性腮腺炎。

【附记】引自《程氏医学笔记》高付良方。多年应用，疗效满意，治愈率在98%以上，且1次治愈率高，见效迅速，无副作用。

7. 古月散

【组成】白古月（即白胡椒）30克，血竭、明雄黄、蟾酥各6克，冰片1克。

【制法】散剂。将上药共研为极细末，和匀，贮瓶备用。

【用法】外用。用时取上药粉少许，均匀撒在膏剂上（可用药店出售的黑膏药，其膏药的面积，视患处大小而定）。贴敷患处，每两天换药1次。

【功能】清热解毒、散瘀消肿。

【主治】流行性腮腺炎及各种疖肿（或脓肿）。

【附记】引自《外治汇要》。屡用效佳，一般轻者1～2次、重者3～6次即愈。又用马兰（全草）、山苦瓜根各等分，共研细末，用凡士林调和成膏（30%～50%软膏），外敷患处。每日换药1次。一般1～3天即可治愈。

8. 蓍草片

【组成】蓍草适量。

【制法】片剂。用活性炭吸附提取法，制粒，压片，每片含生药5.2克。贮瓶备用。

【用法】口服。2～6岁每次服1～2.5片，7～11岁每次服3～4片，每日服4次，温开水送服。3天为1疗程。

【功能】退热、消肿、止痛。

【主治】流行性腮腺炎。

【附记】引自胡熙明《中国中医秘方大全》汪长生方。屡用效佳，且见效快，治愈率高。同时用治急性阑尾炎、扁桃体炎、肾炎、盆腔炎也有较好疗效。

9. 消肿膏（一）

【组成】吴茱萸、虎杖、紫花地丁、板蓝根、天南星各 10 克，大黄 5 克，冰片 9 克。

【制法】膏剂。上药共研细末，和匀，贮瓶备用。

【用法】外用。用时每取此散 30 克，用陈醋适量调和成稀糊状，分敷于两手心（劳宫穴），并加敷患处，外加包扎固定。每日或隔日换药 1 次，中病即止。

【功能】清热解毒、消肿散结。

【主治】流行性腮腺炎。

【附记】引自程爵棠《手部疗法治百病》。屡用效佳。

10. 清瘟解毒丸

【组成】连翘 90 克，金银花 120 克，桃仁 30 克，天花粉 60 克，菊花 60 克，牛蒡子（炒）60 克，桔梗 45 克，桑叶 60 克，浙贝母 60 克，玄参 90 克，竹叶 60 克，甘草 60 克，赤芍 30 克，薄荷 45 克。

【制法】蜜丸。取上药上品，称量配齐，将连翘等 12 味药轧为细粉，过罗，再将桃仁、牛蒡子轧碎，陆续加入细粉轧细，和匀，过 80～100 目筛，取炼蜜［每药粉 300 克，约用炼蜜（114℃）450 克，和药时蜜温 100℃］与上药粉搅拌均匀，成滋润团块，分坨，搓条，制丸，每丸重 6 克，一料制丸 338 丸，用蜡纸包，装盒密封，置室内阴凉干燥处。

【用法】口服。每次服 2 丸，日服 2 次，温开水送服，小儿酌减。

【功能】清瘟解表、散风清热。

【主治】因温热毒盛、流行传染引起的头痛身热，四肢酸痛，小便赤黄。可用于流行性腮腺炎。

孕妇慎服。

【附记】引自《济南市中药成方选辑》。屡用效佳。忌食辛辣油腻之物。

11. 石膏仙人掌膏

【组成】生石膏 30 克，仙人掌 1 块。

【制法】膏剂。将仙人掌去刺，与石膏共捣如泥状，备用。

【用法】外用。每取此药膏适量，外敷于患处，外加包扎固定，每日或隔日换药 1 次。

【功能】清热解毒、消肿止痛。

【主治】流行性腮腺炎。

【附记】引自《幼科条辨》民间方。屡用效佳。

12. 八将丹

【组成】雄黄 24 克，炙全蝎 10 个，炒甲片 9 克，蜈蚣 10 条，蝉衣 6 克，炙五倍子 9 克，冰片 1.2 克，麝香 1 克（可用樟脑 6 克代）。

【制法】散剂。上药共研极细末，贮瓶备用，勿泄气。拌于太乙膏中，即为八将膏。

【用法】外用。用时每取此散适量，用陈醋或凡士林调和成膏状，敷贴患处，或取八将膏贴敷。每日换药1次。

【功能】清热解毒、通络止痛。

【主治】痄腮、痈疽、妊娠腿痛、男子乳疬等病症。

【附记】引自徐福松《许履和外科医案医话集》。屡用屡验。

13. 板连散

【组成】夏枯草、连翘、川芎各500克，白及200克，板蓝根、栀子各300克。

【制法】散剂。上药用加温至80℃以上烘干，共研为细末，拌匀后，贮瓶备用。

【用法】外用。每取药粉适量，加入温开水调成糊状。将药涂在塑料布上或棉纸上，厚约0.4或0.15厘米为宜，敷在患处，用绷带或胶布包扎，以不脱落为好，每日换药1次。

【功能】清热解毒、消肿止痛。

【主治】急性流行性腮腺炎。

【附记】引自《中药贴敷疗法》。屡用效佳。

14. 痄腮散

【组成】吴茱萸15克，白蔹、大黄各6克，胆南星3克，虎杖9克。

【制法】散剂。上药共研细末，和匀，贮瓶备用。

【用法】外用。用时视年龄大小，1岁以下，每次用药3克；1～5岁，每次用药6克；6～10岁，每次用药9克；11～15岁，每次用药12克；16岁以上者，每次用药15克。先以乙醇棉球擦双足涌泉穴处，然后将膏药（用陈醋调和成膏状）平摊于纱布上，敷贴涌泉穴上，再用绷带包扎固定，24小时换药1次。病情严重者可连敷。敷药期间，如敷药干燥者，可用醋液润之。

【功能】解毒散结。

【主治】痄腮、面颊红肿疼痛，或伴发热者。

【附记】引自程爵棠《穴位贴敷治百病》笔者经验方。临床屡用，疗效满意，敷药2～4天后即愈，治愈率达100%。

15. 板蓝根糖浆

【组成】板蓝根750千克。

【制法】糖浆剂。将上药按水煮法取其煮液，并浓缩至适量，放冷后，加入80%乙醇，搅拌静置1～2天，取出上清液过滤，沉淀物再用80%乙醇搅拌静置1～2天，再过滤。将两次滤液混合，减压蒸馏回收乙醇，浓缩至需要量，放冷后，加入苯甲酸钠0.3%，单糖浆50%，最后调醇至应出量1500000毫升，测其含醇量10%～15%，比重1.3～1.25（25℃），搅拌均匀，过滤后静置3天即可。每瓶装120毫升。一料制成糖浆12500瓶。

【用法】口服。每4小时服1次，成人每次服5～10毫升，小儿每次服3～5毫升，婴儿每次服2～3毫升，温开水调服，服时摇匀。

【功能】清热解毒、凉血消肿。

【主治】流行性腮腺炎，扁桃体炎，预防和治疗小儿麻疹。

【附记】引自《天津市中成药规范》（附本）。屡用效佳。

16. 蒲板丁片

【组成】蒲公英1000克，板蓝根1000片，紫地丁1000克。

【制法】片剂。上药加水煎煮2次，每次煮1小时，过滤，合并煎液，浓缩，加赋形剂，制成颗粒，压片（一料制 1000 片），贮瓶备用。

【用法】口服。每次服 3 片，日服 2～3 次，温开水送服。

【功能】抗菌消炎（清热解毒）。

【主治】各种急性炎症，发热，化脓性感染，腮腺炎，疮疖肿痛。

【附记】引自曹春林《中药制剂汇编》。屡用效佳。

17. 卫 生 片

【组成】羌活 750 克，生地 1500 克，玄参 2000 克，花粉 2000 克，木通 1500 克，银花 2000 克，乳香 1000 克，枯黄芩 1500 克，蒲公英 5000 克，大力子 1500 克，甘草 1500 克，白芷 1500 克，栀子 1500 克，红花 750 克。

【制法】片剂。先将羌活、白芷、花粉、银花、枯芩、栀子、红花、甘草研成细粉，过 100 目筛。再将生地、玄参用冷沸水淹没药面浸泡 2 次，合并滤液。其余药物加水煎煮 3 次，合并 3 次滤液及生地、玄参浸液，共浓缩成糖浆状，测量体积加入乙醇使含醇量为 50%，密闭放置 1 夜，过滤，回收乙醇，于水浴上浓缩至 6000 毫升，加入羌活等细粉，混匀，制成颗粒，于 60℃～70℃烘干，压片，一料制片 38400 片。贮瓶备用。

【用法】口服。每次服 4～6 片，每日服 3 次，温开水送服。

【功能】托脓消肿、软坚化结。

【主治】化脓性腮腺炎，颌下脓肿，化脓性淋巴结炎，化脓性髋关节炎及深部脓肿。

孕妇忌服。

【附记】引自曹春林《中药制剂汇编》。屡用效佳。

18. 痄腮冲剂

【组成】防风200克，连翘200克，大黄400克，当归200克，栀子200克，羌活200克，赤芍200克，灯心草400克，糖粉适量。

【制法】冲剂。将大黄饮片置锅中，加水浸过药面，煎煮3次（第一次40分钟，第2次30分钟，第三次20分钟）。三次滤液合并，浓缩成稠膏状，放冷，加2倍量乙醇，搅匀，静置过夜，减压过滤，回收乙醇，继续浓缩至稠膏状备用。再将防风、连翘、当归、栀子、羌活、赤芍、灯心草饮片均匀置锅中，加水浸过药面，煎煮3次（第一次60分钟，第二次40分钟，第三次30分钟），3次滤液合并，浓缩成稠膏状，与大黄稠膏合并，加入糖粉适量，调匀过筛，得湿颗粒，置于60℃干燥即得，分装40袋，备用。

【用法】口服。每次取半袋，热开水冲服，每日服2～3次。

【功能】清热解毒、活血散风。

【主治】痄腮（腮腺炎）。

【附记】引自旅大市卫生局《医药卫生》。屡用效佳。

19. 油石软膏

【组成】桐油15毫升，生石灰30克。

【制法】药膏。用水溶化生石灰，等石灰沉淀后，取其水，和入桐油中，和匀即成，备用。

【用法】外用。取此软膏涂敷患处，日涂敷1～2次。

【功能】清热消肿。

【主治】痄腮热红肿疼痛（腮腺炎）。

【附记】引自《中医实用效方》。屡用效佳。

20. 复方赤小豆散

【组成】赤小豆30克，大黄15克，青黛30克。

【制法】散剂。先将赤小豆、大黄共研细末，再与青黛同研细，和匀，分作5包（每包约15克）备用。

【用法】外用。每取药末一包，与鸡蛋清（2枚）调和成稀糊状，用鸡毛（翅羽）蘸药液涂两腮部，干后再涂，不拘次数，至愈为度。

【功能】清热泻火、消肿散结。

【主治】痄腮（流行性腮腺炎）。

【附记】引自程爵棠《百病中医膏散疗法》陈中轩方。屡用效佳，一般用药1～3天即愈。

21. 川 粉 散

【组成】川芦贝、天花粉各等分。

【制法】散剂。上药共研细粉，贮瓶备用。

【用法】外用。每取本散5～7克置患处，上盖膏药贴之即可。未愈再贴，至愈为度。每张贴3～5天。

【功能】消肿散结。

【主治】腮腺炎，良性肿瘤，慢性结核。

【附记】引自程爵棠《百病中医膏散疗法》刘福增祖传秘方。临床屡用，腮腺炎轻者贴1张即愈，重者2张愈；良性肿瘤轻者2张即愈，重者5张愈；慢性结核贴5张后逐渐消失。

22. 复方腮腺膏

【组成】 生南星、生半夏、黄药子、狼毒、川贝母、五倍子各9克，白矾30克。

【制法】 药膏。上药共研细末，取大葱7根（不去根须）置一铁锅内，加水1500毫升，煮沸1～1.5小时后捞出，加入上述药粉，调匀后，再加入生蜂蜜120克调和，熬至能挂起为度。贮瓶备用。

【用法】 外用。用时取膏药适量摊于白粗布上，视其腮肿范围涂药。贴敷患处（单侧涂贴单侧，双侧涂贴双侧）。每日或隔日换药1次。

【功能】 解毒散结、消肿止痛。

【主治】 流行性腮腺炎。

【附记】 引自程爵棠《百病中医膏散疗法》。白周顺用本方治疗503例，用药1～2次，痊愈495例，无效8例，治愈率达98.4%。

23. 足心散

【组成】 吴茱萸10克，黄连5克，大黄6克，胆南星2.4克。

【制法】 散剂。上药共研细末，贮瓶备用。

【用法】 外用。用时取此散适量，用食醋调和成稠糊状贴敷两足心（涌泉穴）。用量可按年龄增减。

【功能】 导热（毒）下行、消肿散结。

【主治】 流行性腮腺炎。

【附记】 引自《中国当代中医名人志》王季儒方。屡用屡验，一般贴敷 24 小时即愈。

24. 蒲蒜膏

【组成】蒲公英、石蒜各等分。

【制法】膏剂。将上药共捣烂如泥，加入好醋调匀成药膏状，备用。

【用法】外用。用时取药膏适量，敷于患处，外用纱布包扎固定。每日换药 1～2 次。

【功能】清热解毒、消肿止痛。

【主治】流行性腮腺炎。

【附记】引自程爵棠《单方验方治百病》。屡用效佳。一般敷药 1～3 天即获痊愈。

25. 大青叶散

【组成】大青叶 50～150 克。

【制法】散剂。上药共研为细末，贮瓶备用。

【用法】外用。用时取本散适量，用冷开水或食醋调和成稀糊状，敷于患处。每日 2 次，每次敷 2 小时左右。

【功能】清热解毒。

【主治】流行性腮腺炎。

【附记】引自程爵棠《单方验方治百病》。一般平均贴敷 4 天即可治愈，效著。

26. 全蝎散

【组成】全蝎 30 克。

【制法】散剂。将上药用清水洗去杂质和咸味，晾干，备用。

【用法】口服。用时取香油 60 毫升煎热，将全蝎炸至焦黄取出，每日早、晚分 2 次口服，每日 1 剂。

【功能】消肿通络、祛风止痛。

【主治】流行性腮腺炎。

【附记】引自程爵棠《单方验方治百病》。临床屡用，疗效满意，一般服药 2 次，最多 5 次即可治愈。

27. 蜈银散

【组成】朱砂 6 克，蜈蚣 2 条。

【制法】散剂。上药共研细末，贮瓶备用。

【用法】外用。用时取此散适量（1 次约 7 克），用鸡蛋清调和成糊状，敷于患处，外加包扎固定，每日换药 1 次。

【功能】清热消肿、通络止痛。

【主治】流行性腮腺炎。

【加减】局部发热者，加黄连、黄柏、栀子各 3 克。

【附记】引自程爵棠《单方验方治百病》。屡用效佳，一般用药轻者 1 次，重者 2 次，即可治愈。

28. 虎萸散

【组成】吴茱萸子 9 克，虎杖根 4.5 克，梨头草 6 克，胆南星 3 克。

【制法】散剂。上药共研细末，贮瓶备用。

【用法】外用。用时每取此散 6～15 克（按年龄增减），用食醋适量调和成糊状，外敷于两足心涌泉穴，外加包扎固定。每日换药 1 次。

【功能】清热解毒、消肿止痛。

【主治】流行性腮腺炎（痄腮）。

【附记】引自程爵棠《百病中医膏散疗法》。屡用效佳。

29. 消肿膏（二）

【组成】大黄、芒硝、赤小豆各100克，白矾20克，凡士林300克。

【制法】膏剂。上药共研细末，过80目筛，将凡士林等溶后，与药粉调和为软膏状。贮存备用。

【用法】外用。用时取此药膏敷于患处（视肿面大小酌定）。每日换药1次。

【功能】清热凉血、消肿散结。

【主治】痄腮（腮腺炎）。

【附记】引自《集验百病良方》。治疗268例，均在敷药3～5天后治愈。

30. 石竺膏

【组成】天竺黄6克，生石膏6克，牙硝3克，甘草3克，雄黄6克。

【制法】膏剂。上药共研细末，用陈醋调和成软膏状，备用。

【用法】外用。用时取此药膏适量，外敷患部，外加包扎固定。每日换药1次。

【功能】清热解毒、化痰散结。

【主治】小儿痄腮（腮腺炎）。

【附记】引自宋代《宋人医方三种》。屡用效佳。

31. 紫金锭散

【组成】毛慈菇200克，红芽大戟150克，千金子霜100克，五倍子100克，麝香30克，朱砂40克，雄黄20克。

【制法】散剂。上药共研细末，过100目筛，贮瓶备用。每瓶装1.5克。

【用法】口服：每次服0.3～1克，每日服1～2次，温开水送服。小儿酌减。外用：以冷开水调为糊状，涂敷患处，每日数次。

【功能】辟秽解毒、开窍止痛。

【主治】因湿温时邪引起的神昏目眩、呕恶泄泻以及小儿痰壅惊闭，舌质红，苔白腻，或黄腻，脉弦滑。外用治疗痈疽疔疮，肿核结毒，还可用于流行性腮腺炎，手部感染，面部疖肿等。

【附记】引自明代陈实功《外科正宗》。屡用效佳。

32. 犀羚解毒丸

【组成】薄荷、荆芥穗、连翘、金银花、牛蒡子、淡豆豉、淡竹叶、桔梗、甘草各100克，犀角（另剉碎）1克、羚羊角（另剉碎）1克、冰片（后入）5克。

【制法】蜜丸。上药共研细末，入犀角、羚羊角、冰片同研细，和匀，炼蜜（按规配比）为丸，每丸重6克，贮存备用。

【用法】口服。每次服1丸，一日服3次，温开水送服。

【功能】解表退热。

【主治】因外感风热之邪所致的发热，微恶风、头痛咳嗽、咽喉肿痛、舌质红、苔薄黄、脉浮数。可用于感冒发热严重者，以及急性扁桃体炎，急性咽喉炎，流行性腮腺炎，流行性感冒等。

风寒感冒者忌服。

【附记】引自《临床验方集》。本方系《温病条辨》银翘散加减方，增强了消炎清热之力，故用治上述病症效佳。

十四、麻 疹

麻疹是一种由麻疹病毒经呼吸道传播的急性传染病。本病一年四季均可发病，尤以冬春季节发病者居多。多发生于学龄前儿童，青少年亦有发生。患后可获终身免疫。

病 因

现代医学认为，麻疹由麻疹病毒感染而发生。麻疹病毒存在于患者的眼结膜、鼻、咽、气管、支气管及血液、大小便中，具有较强传染性。

中医学认为，本病是由内蕴热毒、外感时邪疫毒所致。时邪痧毒入侵人体后，首先犯肺，继之脏腑受邪，邪热窜犯血络，气血津液耗损的病变规律。

症 状

本病潜伏期为 8～12 天。根据临床表现，一般可分为疹前期、出疹期、收疹期。发热 3～4 日后遍身出现红色疹点，稍有隆起，扪之碍手，状如麻粒，口颊黏膜，出现麻疹黏膜斑。临证首先应辨明顺证与逆证。凡热势和缓，神志安详，皮疹依次透发出齐，疹急红润荣活者为顺证；如热势过高，神志烦躁或昏迷，皮疹甫出即隐，透发不齐，稀疏不均或稠密成片，疹色紫暗等为逆证。至于出现体温突降、面色青灰、四肢厥冷、脉微欲绝、指纹青紫等象则为热毒内陷，正气不支，心阳虚衰，为险恶之证。治当详察。

治疗方药

1. 麻疹散

【组成】肉桂、附子各 3 克，天麻、薄荷、钩藤、僵蚕各 6 克，雄黄 1.5 克，蟾蜍 1 个。

【制法】散剂。上药共研极细末，贮瓶密封备用。

【用法】口服。2 周岁幼儿每次服 1.5～2 克，每日服 3 次，白开水送服，连服 2～3 日。其他年龄用量酌定。

【功能】疏风透疹、助阳解毒。

【主治】麻疹。

【附记】引自《集验百病良方》。临床屡用，疗效极佳。凡麻疹初透，服之可使皮疹顺利出齐。凡是早期或疹出不透者服此药后，几乎无并发症出现。

2. 解毒汤

【组成】蒲公英、大青叶、板蓝根、金银花各等分。

【制法】散剂。上药共研细末，贮瓶备用。

【用法】口服。每次服 15～30 克，置有盖杯中，冲入 250～300 毫升开水，加盖 5～10 分钟，待温服之，一日服 3 次。

【功能】清热解毒。

【主治】麻疹合并肺炎。

【附记】引自《集验百病良方》。屡用效佳，治愈率达 100%。

3. 紫草丸

【组成】紫草 15 克，珍珠（豆腐制）1.2 克，朱砂 15 克，牛黄

0.6克，犀角9克，羚羊角9克，青黛9克，川贝母9克，羌活9克，琥珀9克，玄参15克，雄黄15克，乳香（醋炙）9克，冰片0.6克，没药（醋炙）9克，金银花60克，地丁60克，胡桃仁60克，菊花30克，甘草30克。

【制法】蜜丸。取上药上品，称量配齐。各药单放。先将珍珠、朱砂分研为极细末，犀角、羚羊角分别剉研为细粉，牛黄、冰片、琥珀、雄黄、乳香、没药分别研为细粉，过100～120目细罗。紫草、川贝母、羌活、玄参四味共轧为细粉，过80～100目细罗。再将青黛细粉与紫草等细粉掺匀，过罗。

再将金银花、地丁、胡桃仁、菊花、甘草五味，共置铜锅内，加水煎煮2～3小时，将煎汁取出澄清，续入清水再煮，如法3次。过滤，压榨，弃渣。将三次煎汁与榨出液合并过滤，再将清汁入铜锅内，加热浓缩，表面若有泡沫，随时捞出，汁转浓时，即降低火力，同时用铜勺轻入锅底，不停搅动，防止焦化，待成稠膏，取少许滴于能吸潮的纸上，以不渗纸为度。

再取朱砂细粉置乳钵内，依次与牛黄、冰片、珍珠、犀角、羚羊角、琥珀、乳香、没药、雄黄等细粉研匀，再与紫草、青黛等细粉用套色法陆续配研，和匀过罗。

然后取稠膏兑入适量炼蜜（每药粉30克，约用炼蜜22.5克）加热溶化，与上药粉搅拌均匀，成滋润团块，分坨，搓条，制丸，每丸重3克，一料制100丸。贮瓶备用，置干燥处。

【用法】口服。每次服1～2丸，日服2次，3岁以下小儿酌减，温开水送服。

【功能】清热、透疹、解毒。

【主治】斑疹将出未出之际，症见身热，头痛，呕吐，咳嗽，喘促气急，神昏；以及疹毒内攻，症见昏睡，手足蠕动，小便红赤等。

【附记】引自《全国中药成药处方集》。屡用效佳。

4. 五粒回春丹

【组成】橘红105克，胆南星（酒蒸）105克，防风105克，竹叶105克，茯苓60克，僵蚕（麸炒）60克，甘草60克，金银花105克，桑叶105克，连翘105克，麻黄75克，薄荷75克，蝉蜕75克，山川柳45克，赤芍75克，川贝母75克，杏仁（炒）45克，羌活105克，牛蒡子（炒）75克，牛黄12克，冰片12克，麝香12克，犀角30克，珍珠（豆腐制）12克，琥珀12克，羚羊角30克。

【制法】糊丸。取上药上品，称量配齐。各药单放。先将牛黄、麝香、冰片、琥珀先后研为细粉，犀角、羚羊角分别剉研为细粉，珍珠研为极细粉，过100～120目细罗。将橘红等十六味共轧为粗末，取部分粗末与胆南星同捣烂，干燥后与其余粗末共轧为细粉，再将杏仁、牛蒡子轧碎，陆续掺入细粉轧细，和匀，过80～100目细罗。

再将牛黄、麝香、冰片细粉置乳钵内，依次与珍珠、琥珀、犀角、羚羊角细粉研匀，再与橘红、胆南星等细粉陆续配研，和匀，过罗。

然后另取糯米180克，以清水加热，熬取黏液，与上药粉和匀，泛为小丸，阴干。每千丸300克，另取朱砂细粉18.6克为衣，阴干。每筒5粒，计3000筒。装盒密封。

【用法】口服。每次服5粒，日服2次，鲜芦根煎汤溶化送服，或研碎送服。3岁以下小儿酌减。

【功能】清热解毒、透表豁痰。

【主治】由热毒过盛，麻疹隐现不出引起身热，咳嗽，痰涎壅盛，目赤多泪，烦躁口渴。

【附记】引自《北京市中药成方选集》。屡用效佳。避风寒，忌食一切生冷油腻之物。

5. 赛金化毒散

【组成】 乳香（醋炙）60 克，没药（醋炙）60 克，川贝母 60 克，黄连 60 克，赤芍 120 克，天花粉 120 克，大黄 120 克，甘草 45 克，牛黄 12 克，冰片 15 克，雄黄 60 克，珍珠（豆腐制）24 克。

【制法】 散剂。取上药上品，称量配齐。珍珠、冰片、牛黄、雄黄单包。先将珍珠研为极细粉，牛黄、冰片、雄黄分别研细粉过罗。乳香等八味共轧为细粉，和匀，过 80～100 目细罗。再将牛黄细粉置乳钵内，依次与冰片、雄黄、珍珠细粉研匀，再与乳香等细粉用套色法，陆续配研，和匀过罗。每瓶装 1.3 克，密封，置干燥处，勿受潮湿。

【用法】 口服。每次服 0.6 克（二分），日服 1～2 次，温开水冲服。3 岁以下小儿酌减。外用调敷患处。

【功能】 清热化毒。

【主治】 疹后余毒未净，烦躁口渴便秘。外敷疮疖溃烂。

体弱脾虚者忌服。

【附记】 引自《全国中药成药处方集》。屡用效佳。忌食油腻及不易消化之食物。

6. 苦参散

【组成】 苦参、苍术、金银花各 9 克，白蒺藜、牛蒡子、荆芥、黄柏、白芷、防风、连翘、蝉衣各 6 克，白藓皮 5 克，甘草 3 克。

【制法】 散剂。上药共研细末，贮瓶备用。

【用法】口服。每次服6～10克，置有盖茶杯中，冲入开水250毫升，加盖5分钟后服之，日服3次。

【功能】清热除湿、消风止痒。

【主治】疹后全身起小水泡，色白如米粒，抓破后流黄水或血水，且痒甚破后难以结痂，无季节性。

【附记】引自《幼科条辨》吕贞廷方。屡用效佳。

7. 丝瓜散

【组成】丝瓜（不老不嫩的）一条、朱砂少许。

【制法】散剂。将丝瓜挂于屋檐下风干，用尾部近蒂者长三四寸，以砂锅焙干存性，研细，再入朱砂（每3克丝瓜面对朱砂0.9克）同研细，和匀，贮瓶备用。

【用法】口服。每次服1.5克，白开水送下，日服2次，连服3天。

【功能】祛风、解毒。

【主治】预防麻疹。

【附记】引自《集验百病良方》。屡用效佳。又用胎盘粉（即紫河车），一岁服1克，二岁服2克，3岁以上服3克。一日服1个胎盘粉，效佳。

8. 加减雷击散

【组成】牙皂10.5克，麝香0.9克，朱砂7.5克，雄黄7.5克，辛夷6克，细辛4.5克，薄荷6克，防风6克，白芷4.5克，桔梗6克，苍耳子6克，苍术9克，藿香6克，贯众6克，陈皮6克，半夏6克，枯矾6克，甘草6克。

【制法】散剂。上药共研极细末，每7.5克药面用甘油30克调和均匀，浸泡一夜，用消毒细纱布过滤，将滤出之甘油，装入玻璃瓶内，密封，勿泄气。

【用法】外用。用点眼的小玻璃棒（洋火棍裹棉球亦可），蘸绿豆粒大的药液一滴，涂于鼻腔中部，不可太靠里或靠外。每次只点一个鼻孔，每七天点鼻1次。双鼻交替点药，连点4次。

【功能】祛风化痰、解毒辟秽。

【主治】预防麻疹。

【附记】引自《麻疹中医防治法》。屡用效佳。

9. 透疹散（一）

【组成】贝母6克，桔梗3克，黄芩6克，葛根、连翘、牛蒡子各3克，橘红4.5克，防风3克，枳壳1.5克，天花粉、前胡各6克，薄荷、紫草、荆芥穗、赤芍各3克，犀角6克，朱砂3克。

【制法】散剂。上药共研极细末，贮瓶备用，勿泄气。

【用法】口服。周岁儿童每日3克，作3次分服，白开水送下。一服透者，不必二服，如不透者，再用1服。病势重者，用量加倍。

【功能】辛凉解表、化痰止嗽、透发麻疹。

【主治】麻疹初热期和见疹期。

【附记】引自《十万金方》（传染病·麻疹）李鹤轩方。临床屡用，疗效甚佳。本方还可用于一般急性热病初期，症见发热，无汗，咳嗽气喘等。

10. 痘疹散

【组成】犀角12克，荆芥、防风、牛蒡子、双花、连翘、桔梗各6克，川贝母9克，元参、赤芍、柴胡、前胡各6克，山川柳9克，干葛根6克，紫草、知母各9克，黄芩6克，丹皮9克，甘草6克。

【制法】散剂。上药共研极细末，贮瓶备用。

【用法】口服。1～3岁，每次服0.9～1.5克；4～6岁，每次服3克；7～10岁，每次服4.5～6克。每隔3小时服1次，白开水送服。如果病情严重者，可酌加药量。

【功能】清热凉血、解毒透疹、止咳定喘。

【主治】麻疹不出，咳嗽喘息。

【附记】引自《十万金方》(传染病·麻疹)邹本盛方。多年应用，疗效颇佳。

11. 托毒特效散

【组成】小慈菇8.4克，文蛤4.4克，千金子4.2克，红芽大戟7.5克，朱砂15克，川黄连、雄黄各1.5克，青黛3克，麝香1.3克，京墨13.5克，胡黄连、儿茶各1.5克，冰片、黄芩各3克，大黄、京牛黄各1.5克，血琥珀1.8克，广犀角4.5克，糯米25.5克。

【制法】散剂。上药共研极细末，和匀，贮瓶备用，勿泄气。

【用法】口服。按患者年龄确定服药量。未满4个月的婴儿，每次服0.15克；未满2周岁者，每次服0.3克；未满4周岁者，每次服0.6克；未满8周岁者，每次服0.9克；8岁以上者，每次服1.2克。饭前空腹时服用。白开水送下。

【功能】清热解毒、芳香逐秽、透窍安神。

【主治】麻疹毒火内攻，不能外达，疹隐不出。

【附记】引自《十万金方》(传染病·麻疹)张寿三方。屡用特效。通过临床观察，本方不但对麻疹有特效，而且对各种瘟毒发斑出疹、高热不退之症均可适用，而且疗效颇佳。

12. 羚羊表疹散

【组成】僵蚕3克，牛蒡子3克，防风3克，荆芥穗4.5克，羚羊角0.9克，犀角1.5克，大黄18克，生石膏3克，葛根3克，升麻1.5克，人中白1.5克。

【制法】散剂。上药共研极细末，和匀，贮瓶备用，勿泄气。

【用法】口服。不满1岁者每次服0.6克，年岁大者酌情增加。用芦根煎汤送下。

【功能】疏风透疹、清热解毒。

【主治】麻疹不出，或出后早回，仍发高烧。

【附记】引自《十万金方》（传染病·麻疹）郭玺方。屡用效佳。又用芫荽60克，捣烂如膏状，用粗布包之，搓搽全身。用治麻疹不出、气喘，效佳。

13. 升降散

【组成】蝉蜕0.9克，姜黄0.6克，僵蚕0.6克，大黄0.9克。

【制法】散剂。上药共研极细末，和匀，贮瓶备用。

【用法】口服。3岁以内者，每次服0.6克；3岁以上者，每次服1.5克。用蜜开水送下。一次服后未出者，第二日再服1次。

【功能】疏风透疹、通调内外、热毒自消。

【主治】麻疹已出未透，或出后即没，烦躁不宁，腹痛，大便胶黏或秘结，小便色赤，疹后余毒未净，内蕴热毒。

【加减】体温高，脉数实，加金银花、连翘、黄芩、犀角；

热盛咳嗽作喘，加桔梗、大贝、黄芩、知母；咽喉肿痛，加天冬、麦冬、黄芩、桔梗、知母。

【附记】引自清代《寒温条辨》。屡用效佳。

14. 瘟疹解毒丹

【组成】天虫（即僵蚕）、全虫（全蝎）、斑蝥、山甲、白芷、茅术（苍术之别称）、马钱子、皂角、大黄各9克，蜈蚣3条，江米90克。

【制法】蜜丸。将斑蝥，去头、足、翅，酒浸两小时，用香油拌匀，炒黄；蜈蚣，去足，酒浸二小时，用香油拌匀，炒黄；马钱子，用香油拌，炒黄，去毛；山甲用细砂子拌炒胖大色黄；江米，用微火炒黄。上药混合一起，共研极细末，炼蜜为丸，如黄豆粒大，一料制1000粒左右。贮瓶备用。

【用法】口服。6个月以上的患儿，每日服半粒，一周岁，每日服一粒半；2～3周岁，每日服2粒；4～5周岁，每日服3粒；6～7周岁，每日服4粒；8周岁以上，每日不超过6粒。白糖水送下，顿服。

【功能】疏风透疹、清热解毒。

【主治】麻疹合并肺炎。

【附记】引自《十万金方》（传染病·麻疹）民间验方。屡用效佳。一般用药1～3天即愈。无任何不良反应和副作用。

15. 二角元一散

【组成】羚羊角1.5克，犀角9克，滑石粉9克，生甘草9克。

【制法】散剂。将二角剉碎研粉，甘草研细，与滑石粉混合同研细，和匀，贮瓶备用。

【用法】口服。每次服 6～9 克，置有盖茶杯中，冲入开水，加盖 5～10 分钟服之。一日服 2～3 次。

【功能】平肝熄风、解毒透疹。

【主治】麻疹未透或已透，发热，咳嗽，气喘，呼吸急促，鼻翼煽动。

【附记】引自《集验百病良方》胡振贤方。屡用效佳。若病情重者，也可改用水煎服。

16. 加味西瓜霜

【组成】冰片 0.3 克，镜面粉 0.3 克，硼砂 1.5 克，元明粉 3 克，甘石粉 3 克，青黛 3 克，西瓜霜 9 克，青盐 3 克，人中白 9 克，珍珠 1 个，薄荷霜 0.9 克，牛黄 0.015 克。

【制法】散剂。上药共研极细末，贮瓶备用，勿泄气。

【用法】外用。每取此散少许吹患处，日吹数次。

【功能】清热解毒、化腐生肌。

【主治】疹后口疮。

【附记】引自《集验百病良方》。屡用效佳。同时用治口腔炎也有满意疗效。又疹后鹅口疮，用冰片 0.9 克，白矾 9 克，将樗树根一节，钻一孔，放药入内，以火烧之，以冒白烟为止，倒出药，共研极细末。先漱口，后上药，日吹三、四次，八日即愈。

17. 疹哑散

【组成】川贝母 9 克，汉三七 4.5 克。

【制法】散剂。将汉三七研为细末，备用。

【用法】口服。将川贝母煎汤，冲服汉三七末，1 次服下。

【功能】化痰瘀、启窍音。

【主治】疹后哑。

【附记】引自《集验百病良方》。临床屡用，疗效很高。

18. 退云膏

【组成】吴茱萸3克，白及3克，寸香（即麝香）少许。

【制法】药膏。将吴茱萸、白及研为细末，用好醋调成糊膏状，再加入寸香末少许，调匀，摊在布上，制成膏药，备用。

【用法】外用。将膏药贴在足心（涌泉穴）。左眼有疾，贴左脚心；右眼有疾，贴在右脚心；两眼有疾，贴左右脚心。

【功能】导热下行、祛风明目。

【主治】麻疹后遗之眼疾。两目红赤畏明，见光流泪，黑眼珠起白点、白坑，疼痛剧烈，或两目封闭，不能睁眼。

【附记】引自《集验百病良方》。屡用效佳。

19. 疹抽散

【组成】全蝎0.9克，朱砂1.3克，牛黄0.3克，黄连0.3克，南星0.3克，天麻0.3克，冰片0.3克，甘草0.3克。

【制法】散剂。上药共研细末，贮瓶备用，勿泄气。

【用法】口服。3周岁每次服0.15克，用薄荷、金银花、灯心煎汤送下。其他年龄根据病情酌用。

【功能】清心化痰、熄风镇痉。

【主治】麻疹抽搐。

【附记】引自《集验百病良方》。屡用效佳。

20. 儿茶散

【组成】孩儿茶3克，朱砂2克，冰片0.5克。

【制法】散剂。上药共研极细末，贮瓶备用。

【用法】口服。每次服1.6克，日服1次，开水冲服。

【功能】消炎、散瘀、通窍。

【主治】麻疹退后声喑。

【附记】引自《中国当代中医名人志》陈雪霏方。屡用效佳。

21. 小儿紫草丸（一）

【组成】紫草50克，琥珀30克，浙贝母30克，雄黄30克，朱砂10克，西河柳25克，玄参50克，甘草100克，菊花100克，牛黄2.5克，青黛30克，乳香（炒）30克，羌活30克，没药（炒）30克，升麻25克，冰片5克，甜地丁200克，金银花200克，石决明30克，胡桃仁200克。

【制法】蜜丸。以上20味，除牛黄、青黛、冰片、琥珀外，朱砂、雄黄研细水飞或研极细粉，金银花、菊花、甜地丁、甘草、胡桃仁五味水煎熬膏，其余紫草等9味研为细粉，过筛，再将牛黄、青黛、冰片、琥珀研细，与上列各细粉配研，过筛，混匀。每100克粉末加炼蜜90～110克，制成大蜜丸，即得，每丸重1.8克。贮瓶备用，密闭，防潮。

【用法】口服。每次服1丸，一日服2次，温开水送服。3岁以下小儿酌减。

【功能】透疹解毒。

【主治】麻疹将出未出，症见头痛呕吐，牙热神昏，咳嗽喘促，疹毒内陷，小便赤涩。

【附记】引自《中华人民共和国药典》1975年版。屡用效佳。

22. 牛黄八宝丸

【组成】人工牛黄20克，羚羊角30克，犀角30克，珍珠4克，冰片20克，朱砂4克，玄参30克，浙贝母30克，黄连30克，雄黄50克，青黛20克，紫花地丁200克，金银花200克，菊花200克，乳香（醋炒）30克，紫草50克，没药（醋炒）30克，甘草50克，羌活30克。

【制法】蜜丸。以上19味，除紫花地丁、金银花、菊花、甘草4味水煎熬成膏外，将珍珠、朱砂研极细粉，犀角、羚羊角、冰片、牛黄四味单研细粉，余药粉碎成细粉，过筛，与牛黄、珍珠等6味药粉配研，混匀，再与紫花地丁、金银花等4味稠膏，加老蜜适量，制成蜜丸即得。每丸重1.563克，贮瓶备用，防受潮。

【用法】口服。1～2岁小儿每次服1/2丸，3～4岁每次服1丸，成人每次服2丸。一日服1～2次，温开水送服。

【功能】清热凉血、活血解毒。

【主治】痧疹不透，症见烦躁不宁，热毒内闭，周身发斑及疹后余毒疮疡等症。

【附记】引自《山东省药品标准》（中成药部分）。屡用效佳。忌食辛辣刺激之物。

23. 小儿紫草丸（二）

【组成】紫草、玉竹各等分。

【制法】丸剂。先将玉竹水煎3次，煎液合并浓缩后，加入紫草细粉混匀为丸，每丸1克重。贮瓶备用。

【用法】口服。每次服1丸，一日服3次，温开水送服。

【功能】清热凉血、解毒透疹。

【主治】防治麻疹。

【附记】引自《中草药通讯》。屡用效佳。

24. 阿魏膏

【组成】阿魏750克，红丹250克，麻油500毫升。

【制法】膏剂。先将麻油熬至滴水成珠，继入红丹搅匀，然后配入阿魏，搅匀成膏，贮存备用。

【用法】外用。每取此膏适量（1周岁用0.2克，2～3岁用0.4克，4～5岁用0.6克，5岁以上用0.8克），平摊在纱布或厚纸上，贴于脐上（即神阙穴与水分穴的正中处）。

【功能】辟秽预防。

【主治】麻疹流行区的正常儿童。

【附记】引自程爵棠《百病中医膏散疗法》。临床屡用，效果颇佳，有效率达98%以上。本膏贴后有轻微刺激，多数出现微肿或皮损或湿痒等反应，余无不适。

25. 紫麻散

【组成】紫草150克，升麻150克，桔梗30克，甘草150克，金银花300克。

【制法】散剂。上药共研极细末，贮瓶备用。

【用法】口服。每次服1.5～10克，一日服3克，白开水送服。

【功能】凉血解毒、宣肺透表。

【主治】预防麻疹。

【附记】引自程爵棠《百病中医膏散疗法》艾辅臣方。屡用效佳。在麻疹流行区内正常儿童服此药后，均未受感染。又李天雄用贯众为细末，6个月～3岁小儿每日服0.5克，分2次服用，连服3日为一期，每隔一个月再服一期。在麻疹流行期服用此药者，均未发病。

26. 清瘟散

【组成】羚羊角1.3克，犀角3克，牛黄、雄黄各0.9克，独角莲3克，川贝母12克，黄连、丹皮、栀子各3克，麦冬、元参各6克，枳壳1.5克，金银花6克，桔梗4.5克，连翘3克，生地黄、黄芩各6克，赤芍、橘红、郁金各3克，硼砂1.3克，薄荷、知母各1.5克，牛蒡子、天花粉、朱砂各3克，麝香0.6克，珍珠0.6克，冰片0.9克。

【制法】散剂。上药共研极细末，贮瓶备用，勿泄气。

【用法】口服。1周岁患儿服0.3克，2～3岁服0.6克，4岁以上服0.9克，均为一日量，分3次服。病重者酌加。

【功能】清肺平肝、祛风活血、解毒化痰、清心宁神。

【主治】麻疹合并肺炎。

【附记】引自程爵棠《百病中医膏散疗法》李鹤轩祖传秘方。多年应用，效果甚佳。

27. 犀角散

【组成】犀角（可用水牛角倍量代）30克，京牛黄0.9克，朱砂、川贝母、生石膏、川黄连、芦根各9克，甘草3克，琥珀9克。

【制法】散剂。上药共研极细末，和匀，贮瓶备用。

【用法】口服。1～3 岁患儿每次服 0.06～0.09 克；4～7 岁每服 0.15～0.3 克，一日服 3 次，白开水送服。

【功能】清凉解毒、镇静安神。

【主治】麻疹合并肺炎。

【附记】引自程爵棠《百病中医膏散疗法》谷辅臣祖传秘方。屡用皆效。

28. 小儿清凉散

【组成】生地黄 15 克，生石膏 12 克，僵蚕、金银花、泽兰、当归各 6 克，黄芩、黄连、紫草、焦山楂、丹皮各 3 克，蝉蜕 2.4 克。

【制法】散剂。上药共研极细末，和匀，贮瓶备用。

【用法】口服。每次服 1.6 克，一日服 2 次，温开水送服。病重者加倍，婴幼儿酌减。

【功能】镇惊退热、解毒透表。

【主治】小儿斑疹不透，身热面赤，咽痛等症。

【附记】引自《全国中药成药处方集》。屡用效佳。

29. 小儿回春丹

【组成】牛蒡子(炒)、天花粉、玄参、桔梗、前胡各 300 克，葛根、荆芥穗、黄连、黄芩、朱砂、生地黄、木通、赤芍、大青叶、浙贝母、淡豆豉各 200 克，柴胡、西河柳各 150 克，羚羊角、犀角各 100 克。

【制法】蜜丸。上药共研细末，炼蜜为丸，每丸重 1.8 克。贮瓶备用，勿泄气，受潮。

【用法】口服。每次服 1 丸，日服 2 次，温开水送服。3 岁以下酌减。

【功能】解肌透疹、清热化痰、熄风镇惊。

【主治】瘾疹不透，发热咳嗽，目赤流泪，羞明烦渴，感冒头痛。可用于麻疹初期未透，小儿感冒发热而兼内热盛者。

【附记】引自宋代《普济方》。屡用效佳。

30. 清疹散

【组成】石膏、知母、犀角各 100 克，蝉蜕、僵蚕（麸炒）、连翘各 80 克，重楼 60 克，薄荷叶 80 克，芦根、金银花各 200 克。

【制法】散剂。上药共研极细末，和匀、贮瓶备用。

【用法】口服。1～2 岁小儿，每次服 0.3 克；3～4 岁，每次服 0.6 克；5 岁以上，每次服 0.9 克，一日服 1～2 次，温开水送服。

【功能】清热解毒、解表透疹。

【主治】疹毒不透，喉肿音哑，呼吸急促，腹痛便溏，神昏谵语，抽搐等症。

【附记】引自《医方秘典》。屡用效佳。忌食辛辣、鱼腥食物。

31. 犀角紫草丸

【组成】紫草、玄参、雄黄各 925 克，牛黄、珍珠各 74 克，冰片 55.5 克，朱砂 92.5 克，乳香、没药、琥珀、川贝母、青黛、羌活各 555 克，菊花、甘草、水牛角浓缩粉各 1850 克。

【制法】蜜丸。先将玄参、羌活、菊花、甘草水煎 3 次，合并滤液浓缩至稀糊状，备用。再将余药（除青黛、水牛角粉外）

分研细粉，并混合同研和匀，与青黛粉、水牛角浓缩粉入前药糊中，搅拌均匀，并加适量炼蜜和匀制丸，每丸重1.8克，分装备用。

【用法】 口服。2～5岁小儿每次服1丸，成人每次服2丸，每日服2次，温开水送服。

【功能】 解毒、透疹、解毒。

【主治】 斑疹已出未透，麻疹内陷，神昏发热。

【附记】 引自《临床验方集》。屡用效佳。忌食辛辣、油腻食物。

32. 牛蒡浮萍散

【组成】 牛蒡子10克，浮萍20克，薄荷10克。

【制法】 散剂。上药共研极细末，贮瓶备用。

【用法】 口服。每次服3克，日服2次，温开水送服。

【功能】 疏风透疹。

【主治】 麻疹初期，疹出不透。

【附记】 引自程爵棠《民间秘方治百病》。屡用有效。

33. 透疹散（二）

【组成】 葛根、荆芥、防风、蝉蜕、浙贝母、牛蒡子（炒）、枳壳、前胡、连翘、木通各24克，杏仁30克，薄荷叶12克。

【制法】 散剂。上药共研极细末，贮瓶备用。

【用法】 口服。每次服15～20克，将药粉置有盖茶杯中，冲入开水300毫升，加盖，待温服之。日服2次。

【功能】 疏风、利肺、透疹。

【主治】 麻疹前驱期，症见发热，咳嗽，打喷嚏，流眼泪，手指尖凉。凡疹子初现时各症都可用之。

【附记】引自《集验百病良方》。屡用屡验。在麻疹流行时，凡见状似感冒者均可用之，纵然不是麻疹感染，亦无妨害。

34. 清肺定喘散

【组成】生石膏、麦冬、浙贝母、瓜蒌仁、地骨皮、生地黄、紫草各 30 克，炒黄芩、炒山栀、杏仁、桑白皮各 24 克，炒葶苈子 15 克，灯心草 100 根。

【制法】散剂。上药共研极细末，贮瓶备用。

【用法】口服。每次服 15～30 克，取药粉置有盖茶杯中，冲入开水 350 毫升加盖，待温服之，日服 2 次。

【功能】清肺凉血、宣肺定喘。

【主治】麻疹疹出喘息，并发支气管肺炎。

【附记】引自《临床验方集》笔者祖传秘方，多年应用，效果甚佳。临床应用，可随症加减。

十五、脊髓灰质炎

脊髓灰质炎，又称小儿麻痹症，是一种由脊髓灰质炎病毒引起、以弛缓性麻痹为特征的急性传染病，属中医“痿证”范畴。中医对本病早有论述，如《内经》中就有“五脏使人痿”之说，并将痿证分为痿躄、脉痿、筋痿、内痿、骨痿等。本病是一种时疫性疾病，有较为强烈的传染性，在临床中较为常见，尤以1～5岁小儿发病率最高。

病　因

现代医学认为，本病是由脊髓灰质炎病毒侵犯小儿的神经系统所致。口鼻摄入为本病的主要传播途径。传染源为病人及无症状的带病毒者。

中医认为，本病多因时行疫气由口鼻侵入肺胃，流窜经络而发病。此为急性期。至后期多是以本虚标实、脉络瘀阻的病理机制为特点。

症　状

发热，伴有咳嗽、咽痛，或呕吐、泄泻、腹痛，全身肌肉疼痛，此为急性期。继而出现肢体萎软、肌肉弛缓萎缩，且多伴有畸形。弛缓性瘫痪多发生在下肢，如脚的内翻、外翻及下垂等，多为一侧下肢或一侧上肢。此为瘫痪期，又称小儿麻痹后遗症。本病潜伏期为3～35天。

治疗方药

1. 大造丹

【组成】三七、血竭、麝香、鳖甲、骨碎补、川军、地龙各等分。

【制法】散剂。上药共研极细末，装入瓷瓶内密封，勿令泄气。

【用法】口服。1～5岁小儿每次服0.3克，每日早、晚各服1次，并依年龄大小酌情增加。

【功能】疏通经络、滋阴活血。

【主治】小儿麻痹后遗症（瘫痪晚期）。

【加减】初期热未退，无论大便燥、秘、调、溏，均可用小儿太极丸，热退后麻痹症已发时，可长期服用本方。热重者加羚羊角（无羚羊角加生石膏），热退后再服本方。

【附记】引自胡熙明《中国中医秘方大全》彭洪钧方。本方具有通经络结滞，散血和营，推陈致新之功，对小儿麻痹症后期始成瘫痪者，颇有一定疗效。瘫痪晚期，而属3个月以内者，疗效尤佳。而患病1～2年者，仅能减轻症状，痊愈者很少。

2. 通经活血膏

【组成】五倍子、血竭、乳香、没药、赤芍、红花、地鳖虫、雄黄、马钱子各等分。

【制法】药膏。上药共研极细末，以等量之蜂蜜调成膏状，贮罐备用。

【用法】外用。将药膏敷在患肢的阳面各关节处。其面积等于该关节阳面之大小，如下肢麻痹，可在足关节、膝关节及足心涌泉穴等处敷之。每日换药1次，为防止渗蜜，药的外面可加一层油纸，再以纱布绷带缠好，但不要扎得过紧，以免阻碍血液循环。

【功能】活血化瘀、舒筋通络。

【主治】小儿麻痹症热退成瘫后。

【附记】引自胡熙明《中国中医秘方大全》马理琦方。临床屡用，疗效颇佳。

3. 起痿丸

【组成】黑犬胫骨（香油炙酥）30克，马钱子（温水浸10天，刮去皮毛，香油中炸黑，去净油气）15克，地龙各20克，大蜈蚣15条，黄芪30克，党参50克，白术20克，玉竹50克，当归20克，红花8克，牛膝15克，茯苓20克，黄柏15克。

【制法】蜜丸。上药共研细末，炼蜜为丸，如梧桐子大，贮瓶备用。不能服丸者可改作散剂。

【用法】口服：每次服5克，每日服3次，温开水送服。散剂：每次服25克。

【功能】宣肺热、清胃火、化湿浊、通经隧。

【主治】小儿麻痹症，瘫痪各期。

【附记】引自胡熙明《中国中医秘方大全》高俊彦方。本方扶正祛邪，作用全面，尤妙在以马钱子为使，因马钱子走窜之功甚佳，周身百节无隙不到，本方用之，使与虫类药相得益彰，共奏起痿振筋之效，故用之疗效颇佳。

4. 加味大造丹

【组成】三七、血竭、麝香、生大黄、骨碎补、鳖甲、蜈蚣、地龙、黄芪各等分(黄芪加倍)。

【制法】 散剂。上药共研极细末，装入瓷瓶内密封，勿令泄气。

【用法】 口服。1～3 岁每次服 0.3 克，4～5 岁每次服 0.4 克，每日服 2 次。或上药早、晚分服。

【功能】 通经活络、散瘀活血、益气养阴。

【主治】 小儿麻痹症瘫痪期（适合热退后 3 个月以内者）。

【附记】 引自《1988 年儿科学术会议论文资料汇编》。临床屡用，疗效颇佳，且长期服用未见明显副作用。

5. 通络起痿膏

【组成】 三七、五倍子、血竭、乳香、没药、水蛭、蜈蚣、地鳖虫、雄黄、马钱子、冰片、川芎各等分。

【制法】 膏剂。上药共研细末，以蜂蜜适量调和成膏状（不可太稀），贮罐备用。

【用法】 外用。将药膏摊在纱布上，外面加上一层油纸（或塑料布），或直接将药膏涂敷患处。然后用绷带包扎好，但不可过紧。一般可涂敷整个上、下肢，也可涂敷上下肢关节处。

【功能】 活血化瘀、通络起痿。

【主治】 小儿麻痹症瘫痪期。

【附记】 引自《1988 年儿科学术会议论文资料汇编》王为义方。方用外治，疗效显著，若配合内治，则效果尤佳。

6. 小儿瘫痪丸

【组成】 马钱子、菟丝子、淫羊藿、川芎各 90 克，木瓜、制狗脊、丹参各 180 克，人参、附子、姜黄、蜈蚣、全蝎、天麻各

30克，川乌15克，草乌9克，络石藤300克，怀牛膝、僵蚕、蕲蛇各60克，当归120克，蜂蜜1500克。

【制法】蜜丸。先将马钱子、川乌、草乌，按规定炮制合格后，共研极细末，炼蜜为丸，每丸重1克，贮瓶备用。

【用法】口服。1～2岁每次服1丸，3～4岁每次服2丸，5岁以上者酌增。一日服3次，温开水送服。

【功能】益肾活血、搜风通络。

【主治】小儿麻痹后遗症。

【附记】引自《集验百病良方》董士锋方。屡用有效，坚持治疗，其效始著。

7. 加味金刚片

【组成】乌蛇肉（酒炙）4500克，乌贼骨900克，当归900克，怀牛膝900克，木瓜900克，川续断900克，淫羊藿（炙）900克，菟丝子1350克，地龙肉1800克，肉苁蓉1800克，萆薢900克，黄芪900克，制马钱子粉855克。

【制法】片剂。取上药上品，称量配齐。乌蛇肉、乌贼骨、马钱子粉单放。先取乌蛇肉1500克，乌贼骨300克（各三分之一），共轧为细粉，和匀，过80～100目细罗，下余三分之二轧为1号粗末，再将乌蛇肉、乌贼骨粗末，用60%乙醇按浸渍法提取两次，第一次（先用乙醇将药料润透）加乙醇2.5倍量，第二次加2倍量，各浸渍3天，合并2次滤液，回收乙醇，浓缩为稠膏约900克。

又取当归至黄芪等十味饮片，用煮提法提取四次，每次加水量分别为5倍、4倍、3.5倍、3倍，各煮沸40分钟，滤取4次药液，合并浓缩为稠膏，取出放冷。取放冷的稠膏，加入乙醇使含醇量达到47%，搅匀静置24小时，过滤，药渣再加乙醇至含醇量达47%，搅匀静置24小时，过滤去渣，合并滤液，回收乙醇，浓缩为稠膏。

然后取乌蛇肉等细粉与乌蛇肉等浓缩膏，以及当归等浓缩膏，搅拌均匀，分成小块，晾干或低温干燥，扎为细粉。取马钱子粉，用套研法，与上项细粉配研均匀，过罗。喷洒适量85%乙醇，搅拌成软材，过16～18目筛网，制成颗粒，干燥后整粒，加入0.5%硬脂酸镁（约26.1克）、0.3%滑石粉（约15克），混合均匀，压成片剂。每片重0.23克，一料制片23500片，每瓶装100片。

【用法】口服。一岁以内，每次服1片，一日服3次；1～4岁，每次服2片，日服3次；5～8岁，每次服4片，日服2次；9岁至成人，每次服4片，日服3次，温开水送服。

【功能】强筋壮骨、活络祛风。

【主治】小儿麻痹症后期，四肢痿软无力（自发病起，超过一月，发热已退者）。

【附记】引自《名医治验良方》。本方系中医研究院中药研究所，根据明代《景岳全书》金刚丸加减而成。马钱子粉系指从柬埔寨进口马钱子，由北京市药材公司炮制粉碎。如使用不同地区品种，需测定毒性含量，增减投料量。

8. 金刚丸

【组成】肉苁蓉（酒蒸）240克，杜仲（盐水炒）240克，菟丝子（酒蒸）240克，萆薢240克，猪腰子一个。

【制法】蜜丸。先将猪腰子洗净，以适量清水加热煮烂，肉苁蓉等四味轧为粗末，与猪腰子同捣烂，晒干或低温干燥，轧为细粉，和匀，过80～100目细罗。取炼蜜［每药粉300克，约用炼蜜（110℃）300克，和药时蜜温110℃］与上药粉搅拌均匀，成滋润团块，分坨，搓条，制丸。每丸重9克，一料制300丸。分装备用。

【用法】 口服。每次服1丸，日服2次，温开水或温酒，淡盐汤送服。小儿酌减。

【功能】 填精补肾、强筋壮骨。

【主治】 因肝肾不足引起的筋骨痿软，四肢无力，行走艰难。可用于小儿麻痹后遗症。

【附记】 引自《全国中药成药处方集》。屡用效佳。

9. 四妙丸

【组成】 黄柏240克，薏苡仁（麸炒）240克，怀牛膝120克，苍术（米泔水炙）120克。

【制法】 水丸。先将黄柏研为细末（留60克上衣用），再将余药研为细粉，与180克黄柏细粉同研，和匀，过80～100目细罗，用冷开水泛为小丸，干燥后，用黄柏细粉挂衣，晾干，分装，每瓶18克。

【用法】 口服。每次服6克，日服2次，温开水送服。

【功能】 祛湿清热。

【主治】 由湿热下注引起的两足麻，下肢痿弱，筋骨疼痛，足胫湿疹痒痛。

【附记】 引自《全国中药成药处方集》。屡用效佳。

10. 振颓丸

【组成】 人参60克，于术（炒）60克，当归30克，马钱子（法制）30克，乳香30克，没药30克，全蜈蚣大者（不用炙）5条，穿山甲（蛤粉炒）30克。

【制法】蜜丸。上药共研极细末，炼蜜为丸，如梧桐子大，阴干，贮瓶备用。

【用法】口服。每次服6克，以无灰温酒送下，每日服2次。

【功能】益气活血、通络振颓。

【主治】肢体痿废，并治偏枯、麻木诸症。可用于小儿麻痹后遗症，中风后遗症。

【附记】引自近代张锡纯《医学衷中参西录》。屡用有效，久用效佳。马钱子，即番木鳖，其毒甚烈，而其毛与皮尤毒。然制之有法，则有毒者可至无毒。而其开通经络、透达关节之力，实远胜于他药也。今将制马钱子法，详载于下：

将马钱子先去净毛，水煮两三沸即捞出。用刀将外皮皆刮净，浸热汤中，旦、暮各换汤1次，浸足三昼夜取出。再用香油煎至纯黑色，掰开视其中心微有黄意，火候即到。将马钱子捞出，用温水洗数次，将油洗净。再用沙土同入锅内炒之，土有油气，换土再炒，以油气尽净为度。

11. 银翘全蝎散

【组成】全蝎3克，蜈蚣1条，枯芩3克，黄连3克，连翘9克，金银花9克，双钩藤6克，桑枝6克，生石膏9克，葛根3克，姜黄3克。

【制法】散剂。上药共研极细末，贮瓶备用。

【用法】口服。每次服15～30克，置有盖茶杯内，冲入开水，200～300毫升，加盖，待温服之，一日服3次。

【功能】清热解毒、平肝熄风。

【主治】小儿麻痹症，瘫痪开始，有全身发热等症状。

【附记】引自吴公陶《中医儿科临床选辑》。屡用效佳。

12. 起瘫通络散

【组成】当归4.5克，白芍3克，秦艽6克，牛膝3克，木瓜3克，续断6克，防风3克，地龙3克，丝瓜络6克，双钩藤6克，白术6克，桑寄生6克，炙甘草2.5克，海风藤6克，大活血3克，毛狗脊4.5克，西党参3克。

【制法】散剂。上药共研极细末，贮瓶备用。

【用法】口服。每次服30克，置有盖茶杯内，冲入开水200～300毫升，加盖，待温服之。一日服3次。

【功能】益肾活血、祛风通络。

【主治】小儿麻痹症瘫痪轻证。

【附记】引自吴公陶《中医儿科临床选辑》。久用效佳。

13. 虎鹿起痿散

【组成】虎胫骨（可用狗胫骨倍量代）6克，鹿筋9克，川牛膝3克，熟地6克，补骨脂6克，淡大云（即苁蓉）6克，西党参6克，枸杞子6克，五加皮6克，毛狗脊6克，鹿胶6克，龟板6克，牡蛎6克，龙骨6克，全蝎0.9克，蜈蚣1条。

【制法】散剂。上药共研极细末，贮瓶备用。

【用法】口服。每次服15～30克，置有盖茶杯内，冲入开水200～300毫升，加盖，待温服之。一日服3次。

【功能】强筋壮骨、舒筋通络。

【主治】小儿麻痹症，重症瘫痪。

【附记】引自吴公陶《中医儿科临床选辑》。本方如能多服，对强筋壮骨、恢复肢体活动能力效果颇佳。

14. 加味八珍丸

【组成】高丽参、云茯苓、酒杭芍各9克，白术、炒杜仲各15克，生甘草、川芎、川牛膝、续断各6克，熟地、当归各12克，桂心5克，南木耳（醋制去蒂）30克。

【制法】蜜丸。上药共研细末，炼蜜为丸，如梧桐子大，贮瓶备用。

【用法】口服。每次服9克，每日早、晚空腹时各服1次，温开水送下。

【功能】益肾通络。

【主治】小儿麻痹后遗症恢复期。

【附记】引自《王修善临证笔记》。待本病基本痊愈后，用本丸善后，以巩固疗效，效果很好。

15. 马乌起痿膏

【组成】马钱子、川乌、草乌、当归、红花、桃仁、黄芪、穿山甲、地鳖虫各等分。上肢瘫痪加桂枝、片姜黄，下肢瘫痪加牛膝、木瓜。可随症酌定。

【制法】膏剂。上药共研细末，入蜂蜜适量，调和成软膏状，贮存备用。

【用法】外用。用时取药量适量，平摊于纱布上，贴敷患肢关节处和循经取穴上（一般各取2或3个穴位），上盖油纸，外加纱布包扎固定，不可过紧。并常用热水袋置药上热熨之。每日或隔日换药1次。

【功能】温经散寒、活血通络。

【主治】小儿麻痹症瘫痪期。

【附记】引自程爵棠《穴位贴敷治百病》笔者经验方。多年应用，坚持施治，效果颇佳。同时注意患部保暖，加强功能锻炼。

16. 瘫痪健步灵

【组成】天麻、仙灵脾、黄芪各500克，鸡血藤1000克，牛膝120克，制南星30克，全蝎、僵蚕各30克，地龙60克，蜈蚣50克。

【制法】散剂。先将前6味药加清水适量，煮沸2小时，去渣留液，加热蒸发成流浸膏；再将4味药研碎过筛，制成细粉。将此药粉掺入流浸膏内和匀，置于干燥箱内或自然干燥后，取出制成粉剂，装瓶备用。

【用法】口服。3岁以下者，每次服0.5～1克；3～6岁者，每次服1～1.5克，6～12岁者，每次服1.5～2克。每日服3次，饭后白开水送服。

【功能】活血祛风、温肾补气、强筋通络。

【主治】感染性多发性神经根炎（属中医"痿证"、"麻木"等范畴），多发性神经炎，面神经麻痹以及病毒性麻痹，婴儿麻痹后遗症（早期）等。

【附记】引自程爵棠《秘方求真》蔡化理方。屡用效佳。本方若与附子马钱散（制附子90克，制马钱子1克，共研细末，装瓶备用）同用，可提高疗效。3～6岁者，每次服0.5～1克；6～9岁者，每次服1～1.5克；9～12岁者，每次服1.5～2克，温开水送服。

17. 痿症康复散

【组成】羚羊角、犀角、西红花各3克，蜈蚣2条，全蝎、天麻、鹿角霜、牛膝、制乳香各6克，当归尾7.5克，人参、天竺黄、丝瓜络各4.5克，茯苓9克，牛黄、麝香各0.5克。

【制法】散剂。上药共研极细末，和匀，贮瓶备用，勿泄气。

【用法】口服。周岁小儿每次服0.6克，日服3次；2～3岁小儿每次服1～1.5克，日服3次，温开水送服。

【功能】搜风通络、补益肝肾。

【主治】小儿麻痹症（婴儿瘫）。症见瘫痪日久，肌肉萎缩，显见短小瘦削，或发生畸形，或脊柱歪斜，从而形成顽固性瘫痪。

【附记】引自张奇文《幼科条辨》蒯仰山方。屡用屡验。

18. 通经振痿散

【组成】生白术、天竺黄、红花、当归、全蝎、白僵蚕各9克，白芷4.5克，胎盘粉、鸡血藤各15克，蜈蚣4条，怀山药15克，天麻、橘络各6克，血竭3克，细辛、麝香各1.5克，精制马钱子粉适量。

【制法】散剂。上药共研极细末，每30克药面加精制马钱子粉1.5克，和匀，贮瓶备用，勿泄气。

【用法】口服。周岁小儿每次服0.6克；2～3岁小儿每次服1～1.5克。一日服3次，温开水送服。

【功能】活血祛风、通经振痿。

【主治】小儿麻痹症（婴儿瘫），瘫痪日久者。

【附记】引自张奇文《幼科条辨》汝兰州方。屡用皆效。

19. 虎潜丸

【组成】黄柏（酒炒）240克，龟板（酒炙）120克，陈皮60

克，知母（酒炒）60克，熟地黄60克，白芍药60克，锁阳45克，虎骨（炙，可用狗骨倍量代）30克，干姜15克。

【制法】丸剂。上药共研细末，酒糊，或粥糊，或炼蜜为丸，每丸重10克。贮存备用。

【用法】口服。每次服1丸，一日服2次，淡盐汤或开水送服。小儿酌减。

【功能】滋阴降火、强健筋骨。

【主治】肝肾阴虚，症见腰膝酸楚，筋骨痿软，腿足无力，步履不便。可用于进行性肌萎缩，脊髓或颅内病变引起的肌萎缩性瘫痪，格林巴利综合征及小儿麻痹后遗症，膝关节结核，下肢慢性骨髓炎所致筋骨萎软等病症。

凡脾胃虚弱、痰湿风寒、湿热浸淫所致痿证忌服。

【附记】引自元代朱丹溪《丹溪心法》。

20. 猴骨蜈蝎散

【组成】猴骨（酒炙）16克，前胡6克，制马钱子1.5克，全蝎、蜈蚣各1克，桂枝、甘草各3克，木通、过山虎各12克，木瓜、松节各10克。

【制法】散剂。上药共研极细末，过100目筛，和匀，贮瓶备用。

【用法】口服。每次服0.6～2克（按年龄大小酌定），一日服3次，温开水送服。

【功能】祛风湿、强筋骨、通经振痿。

【主治】小儿麻痹后遗症。

【附记】引自《临床验方集》笔者师传秘方。临床验证有效，久治效佳。

21. 扶正通络散

【组成】 生黄芪30克，党参、当归、鸡血藤各20克，丝瓜络、淫羊藿、巴戟肉、杜仲、川续断、骨碎补各15克，桃仁、红花、穿山甲各10克，土鳖虫9克，血竭、全虫、炙甘草各5克。

【制法】 散剂。上药共研极细末，过80～100目筛，和匀，贮瓶备用，勿令泄气。

【用法】 口服。每次服0.6～3克（按年龄大小酌定），一日服3次，温开水送服。

【功能】 补气养血、活血化瘀、益肾壮骨、舒筋通络。

【主治】 小儿麻痹症瘫痪期。

【附记】 引自《临床验方集》笔者经验方。多年应用，久治效佳。同时若能配合局部按摩，功能锻炼，注意局部保暖，可提高疗效。

十六、霍　乱

霍乱起病急骤，且多传染，是一种急性传染性疾病。经云："清气在阴，浊气在阳，营气顺行，卫气逆行，清浊相干，乱于肠胃，则为霍乱。"病在肠胃，但与胃肠炎有别。故《张氏医通》云："盖暴下旦夕者，为霍乱，可延至数日者为吐利。"

病　因

本病外因时邪袭表，沙气阴毒；内因饮食内伤，内外相扰，肠胃失调，故吐泻并作，其责在脾。或上郁火炽，阴阳不交，而致干霍乱，俗名"搅肠痧"。

症　状

霍乱上吐下泻，腹痛胀满，烦扰躁乱；干霍乱则见欲吐不吐，欲泻不泻，心腹胀满，烦躁闷乱等症。因干霍乱以其上不得吐，下不得利，所伤之物不得泄出，壅闭正气，隔绝阴阳，烦扰闷躁，喘胀者危。

治疗方药

1. 痧气丹

【组成】天麻 108 克，苍术（米泔水炙）90 克，麻黄 108 克，大黄 180 克，甘草 132 克，丁香 18 克，麝香 9 克，朱砂 108 克，雄黄108克，蟾酥（制）27克。

【制法】 丸剂。取上药上品，称量配齐。朱砂、雄黄、麝香、蟾酥单包。先将雄黄研为细粉，过100～120目细罗。朱砂研为极细粉；麝香研为细粉；蟾酥捣碎，用牛乳发透，晒干研为细粉，其余天麻等6味，共轧为细粉，和匀，过80～100目细罗。取朱砂细粉60克置乳钵内，依次与雄黄细粉60克（下余药留作上衣用），麝香、制蟾酥细粉研匀，再与天麻等细粉用套色法，陆续配研，和匀过罗。

然后制丸。一是糊丸。①制糊：另取糯米粉180克，以开水冲为稀糊，再酌加冷开水，搅成稀液；②制丸：取稀糊与上药粉，泛为小丸，阴干；③挂衣：取干丸用方中剩余之雄黄细粉48克挂衣，晾干，再用下余朱砂细粉48克挂衣，闯亮，阴干。

二是水丸。①泛丸：取上药粉，用冷开水泛为小丸，阴干（有的地区用方中蟾酥，以酒化开，酌加冷开水泛丸）；②挂衣：取干丸用方中剩余之雄黄细粉48克挂衣，晾干，再用下余朱砂细粉48克挂衣，闯亮，阴干。

上药一料制丸，每30克一千粒，每瓶装3克。密封，置干燥处。

【用法】 口服：每次服0.6～0.9克，日服1～2次，温开水送服。外用：研细，吹鼻取嚏。

【功能】 祛暑辟秽、开窍解毒。

【主治】 因暑月贪凉饮冷，食物不慎引起腹痛、霍乱吐泻、牙关紧闭、四肢逆冷等症。

孕妇忌服。非时令症不宜服。

【附记】 引自《全国中药成药处方集》。屡用效佳。

2. 卫生宝丹

【组成】 天竺黄18克，钩藤18克，茅慈姑30克，僵蚕15克，人参15克，蚤休45克，大戟60克，文蛤60克，朱砂15克，琥珀15克，雄黄15克，珍珠15克，牛黄9克，麝香7.2克，千金子霜15克。

【制法】 散剂、蜜丸。取上药上品，称量配齐。朱砂至千金子霜7味单包。先将朱砂研为极细粉，雄黄、琥珀、珍珠、麝香、牛黄、千金子霜分别研为细粉，过100～120目细罗。余药天竺黄等8味，共研为细粉，和匀，过80～100目细罗。

再取朱砂细粉置乳钵内，依次与雄黄、琥珀、珍珠、麝香、牛黄、千金子霜细粉充分研匀，再与天竺黄等细粉用套色法，陆续配研，和匀过罗，即为散剂。每瓶约装1.5克重，共装224瓶。

制丸：取炼蜜［每药粉300克，约用炼蜜（110℃）240克，和药时蜜温110℃］与上药粉搅拌均匀，成滋润团块，分坨，搓条，制丸。每丸重3克，或小丸1.5克，一料制200丸。贮瓶备用，勿令泄气。

【用法】 口服。散剂：成人每次服1.5克，小儿每次服0.9克，日服1～2次，温开水送服；或遵医嘱服用。

蜜丸：成人每次服一大丸，5～10岁小儿每次服一小丸，5岁以下，酌减。日服1～2次，温开水送服，或遵医嘱服用。

【功能】 辟秽解毒、祛风镇惊。

【主治】 由中风、痰厥引起的牙关紧闭、痰涎壅盛及霍乱吐泻、痈疽、瘰疬、小儿惊风等症。

孕妇忌服。

【附记】 引自《全国中药成药处方集》。屡用效佳。

3. 卧龙散（丹）

【组成】灯心炭300克，牙皂角90克，闹羊花90克，细辛60克，麝香30克，冰片30克，牛黄18克。

【制法】散剂。取上药上品，称量配齐。麝香、冰片、牛黄分开研为细粉，过100～120目细罗单包。其余灯心炭等四味，共轧为细粉，和匀，过80～100目细罗。

再将牛黄细粉置乳钵内，加入麝香、冰片细粉，研合均匀，再与灯心炭等细粉陆续配研，和匀过罗，每瓶重0.6克，一料装瓶978瓶，备用，密封，勿受潮湿。

【用法】口服。每次服0.3克，温开水送服。外用：闻鼻中少许。

【功能】通关、开窍、解毒。

【主治】由感冒秽浊之气引起的中暑，瘟疫，霍乱，痧证，头痛，胸闷，烦躁，腹痛，吐泻等。

孕妇忌服、忌闻。

【附记】引自《全国中药成药处方集》。屡用效佳。

4. 急救回生丹

【组成】朱砂4.5克，冰片0.9克，薄荷冰0.6克，粉甘草3克。

【制法】散剂。上药共研极细末，贮瓶备用，勿令泄气。

【用法】口服。上药分作3次服，开水送服，约30分钟服1次。一剂未愈，可再服一剂。

【功能】解毒通窍、止吐止泻。

【主治】霍乱吐泻转筋，诸般痧证暴病，头目眩晕，咽喉肿痛，赤痢腹疼，急性淋证。

【附记】引自近代张锡纯《医学衷中参西录》。临床屡用，见效捷，疗效高。

5. 卫生防疫宝丹

【组成】粉甘草（细末）300 克，细辛（细末）45 克，香白芷（细末）30 克，薄荷冰（细末）12 克，冰片（细末）6 克，朱砂（细末）90 克。

【制法】水丸。前五味共研极细末，和匀，冷开水泛为丸，如梧桐子大，晾干（不宜日晒），再用朱砂为衣，勿令余剩。贮瓶备用。

【用法】口服。治霍乱证，宜服 80 丸，开水送服。余证宜服 40～50 丸。服后均宜温覆取微汗。若临证急用，不暇为丸，可制为散，每服 3 克，效更速。

【功能】辟秽解毒、温通开窍、醒脑养神。

【主治】霍乱吐泻转筋，下痢腹疼及一切痧证。平素口含化服，能防一切疠疫传染。

【附记】引自近代张锡纯《医学衷中参西录》。屡用效佳。若平素含化以防疫疠，则 1～5 丸皆可。此药又善治头疼、牙疼（含化），心下、胁下及周身关节经络作疼，气郁、痰郁、食郁、呃逆、呕哕、醒脑养神，在上能清，在下能温，种种利益，不能悉数。

6. 人马平安散

【组成】明雄黄 30 克，硝石 30 克，硼砂 30 克，朱砂 15 克，蟾酥 12 克，冰片 6 克，麝香 3 克。

【制法】散剂。上药共研极细末，和匀，贮瓶备用，勿令泄气。

【用法】口服。每次服 0.3 克，凉开水送下，或再用少许药吹入鼻中。驴、骡、马、牛瘟疫，均用少许药吹鼻，再以清水蘸药点眼角。

【功能】清瘟解毒、降火退黄、兴奋精神、强心作用。

【主治】中暑，霍乱吐泻，脐腹绞痛，疫疠岚瘴，时瘟秽毒，浊气吸入中毒，四肢厥冷。

孕妇忌用。

【附记】引自《全国中药成药处方集》。屡用效佳。

7. 周氏回生丹

【组成】红大戟（醋制）、山慈菇各 180 克，千金子霜 120 克，雄黄、丁香、木香、麝香、沉香、檀香各 36 克，朱砂 72 克，冰片 3.6 克，五倍子 240 克，六神曲（蒸）600 克，甘草 60 克。

【制法】糊丸。先将前 12 味药（麝香、冰片后入），共研细末，再用甘草煎水，入六神曲细粉打糊，与上药粉和匀为丸，如梧桐子大。或上药（14 味）共研细末，水泛为丸，如梧桐子大，晾干。贮瓶备用，勿令泄气。

【用法】口服。每次服 1.5 克（约 10 粒），日服 2 次，温开水送服。

【功能】祛暑散寒、健胃止痛。

【主治】中暑受寒，呕吐泄泻，霍乱腹痛，急性肠炎，腹中绞痛。

孕妇忌服。

【附记】引自《医方秘典》。屡用效佳。

8. 暑症片

【组成】猪牙皂、细辛各 80 克，薄荷、广藿香各 69 克，朱砂、雄黄各 57 克，陈皮、贯众、甘草、防风、桔梗、木香、制半夏各 46 克，白芷、白矾（煅）各 23 克。

【制法】片剂。按规范要求制片，每片含生药 0.8 克。分装，备用。

【用法】口服。每次服 2 片，日服 2～3 次，温开水送服。必要时可研细吹鼻取嚏。

【功能】辟秽解毒、祛暑开窍。

【主治】因暑邪秽气所致之昏厥，痞闷，腹痛，腹胀，上吐下泻，牙关紧闭，四肢发麻，舌淡苔白腻脉滑。可用于中暑，霍乱，急性肠胃炎等属暑邪秽气所致者。

虚寒证者禁用。

【附记】引自《中华人民共和国药典》。屡用效佳。

9. 烧脾散

【组成】炮干姜、姜厚朴、草果仁、缩砂仁、神曲（炒）、麦蘖（炒）、橘红、高良姜（炒）、炙甘草各等分。

【制法】散剂。上药共研极细末，和匀，贮瓶备用。

【用法】口服。每次服 9 克，以淡盐汤冲服，不拘时服。

【功能】温中散寒、消食止痛。

【主治】心脾冷痛不可忍，以及老幼霍乱吐泻。

【附记】引自宋代严用和《严氏济生方》。屡用皆效。

10. 濯热散

【组成】白矾、五倍子、乌梅肉、甘草各等分。

【制法】散剂。上药共研细末，入飞罗面粉 120 克（即药粉 300 克）和匀，贮瓶备用。

【用法】口服。每次服 6 克，一日服 3 次，冷开水调服。

【功能】消炎、固涩、解毒。

【主治】中暑昏闷，霍乱吐泻，口渴，亦能解诸毒。

【附记】引自元代危亦林《世医得效方》。屡用奇效。

11. 霍乱散

【组成】枯矾 50 克，雄黄 25 克，火硝 20 克，牙皂 25 克，细辛 20 克，石菖蒲 25 克，黑胡椒 15 克，公丁香 15 克，荜茇 15 克，苍术 25 克，冰片 3.5 克，麝香 1.5 克。

【制法】散剂。上药共研极细末，和匀，贮瓶备用，勿令泄气。

【用法】口服。每次服 2.5～3 克，一日服 2 次，生姜汤送服。

【功能】强心通窍、散寒止呕。

【主治】卒中寒凉，心烦作呕，肢体厥冷，寒湿霍乱。

【附记】引自《中国当代中医名人志》王心春方。屡用特效。

12. 沉香散

【组成】天台乌药 180 克，北细辛 120 克，淡吴茱萸 45 克，川黄连 12 克，广新会皮 150 克，广木香、广郁金、紫降香、制半夏各90克，黑沉香30克（上重者水磨细末，晾干勿烘）。

【制法】散剂。上药共研极细末，和匀，贮瓶备用。

【用法】口服。每次服3～6克，一日服2次，开水调匀吞服。

【功能】温辛开痹、理气止痛。

【主治】停寒积饮，肝胃气痛，痞结胀满，呕逆酸水，痰涎诸症。亦治寒中霍乱，上吐下泻，心腹绞痛，厥逆脉微绝者。

【附记】引自张山雷《疡科纲要》。屡用特效。

十七、血吸虫病

血吸虫病由皮肤或黏膜接触含有血吸虫尾蚴的疫水而受，反复接触、反复感染造成成虫寄生在门静脉系统的地方性疾病，属人畜共患疾病。本病危害甚大。

病　因

我国流行的血吸虫病的病原为日本血吸虫。人或畜通常由皮肤或黏膜接触含有血吸虫尾蚴的疫水而受感染，频繁接触疫水者因反复感染其病情加重。血吸虫的成虫寄生在门静脉系统，主要病变由沉积于脏与结肠的虫卵引起。1972年初，湖南长沙马王堆女尸发现血吸虫卵，证明血吸虫病在我国早已有之。隋代巢元方《诸病源候论》载："江南有射工毒虫，……夏月在水中，人行水上及以水洗浴。或因大雨潦时，仍逐水便流入人家。或遇上牛马等迹内停住……初得此病或如伤寒，或似中恶。"说明人受毒虫（即血吸虫）感染后出现相应的早期临床症状。至晚期，血吸虫病即与中医讲的"蛊胀"、"臌胀"极为相似。

症　状

根据临床表现，一般可分为侵袭期、急性期．慢性期和晚期四期。侵袭期指尾蚴侵入机体至发育为成虫的时期。在童虫移行过程中有尾蚴性皮炎、出血性肺炎异性蛋白反应等症状。

急性期表现为发热，腹痛、腹泻，肝脾肿大，嗜酸性粒细胞增加等。

慢性期由急性期发展而来，主要病变是慢性间质性肝炎及结肠炎。根据病变表现又可分为腹泻型、痢疾型、腹块型和肝脾肿大型。

晚期常在感染后数年出现，此期特点为门静脉高压、肝功能亢进和肝功能失代偿等。根据辨证又可分巨脾、腹水、侏儒和混合型。

治疗方药

1. 复方槟雷丸

【组成】瞿麦 120 克，槟榔 90 克，雷丸 60 克，雄黄 30 克，吴茱萸 24 克，苦楝皮（根皮树皮均可）150 克，白头翁 180 克，花椒 15 克，甘草 60 克。

【制法】蜜丸。先取瞿麦、槟榔、雷丸、雄黄、吴茱萸（吴芋）共研细末；再将苦楝皮、白头翁、甘草、花椒加水煎 2 次，过滤，合并滤液，和入药粉，并加入适量蜂蜜，混合均匀，制成蜜丸。每丸重 3 克和 6 克两种，分别贮瓶备用。

【用法】口服。7～12 岁小儿，每次服 6 克，日服 2 次；13～15 岁小儿，每次服 7.5 克，日服 2 次；16 岁，每次服 9 克，日服 2 次；成人瘦弱者或女病人，每次服 9 克，日服 3 次；体壮者每次服 12 克，日服 3 次。开水送服。12 天为 1 疗程。

【功能】杀虫利水。

【主治】慢性早期血吸虫病。

【附记】引自曹春林《中药制剂汇编》。屡用效佳。少数病人服后咽部有灼热感，可能与雄黄、花椒轻度刺激有关。少数病例有头昏、腹胀、腹痛等副作用，但因反应时间短暂，症状轻微，大部分不须处理，稍作休息即可消失。

2. 温补逐水丸

【组成】淡附片9克，肉桂9克，潞党参30克，炒白术15克，黑丑6克，白丑6克，阿胶9克，茯苓15克，制甘遂9克，大戟9克，大枣30枚。

【制法】丸剂。上药除阿胶、大枣外，共研极细末，将阿胶烊化和大枣（去皮核捣烂）拌和均匀为丸，如绿豆大。备用。

【用法】口服。每晨空腹服1次，用量为3克～9克（一般为6克），温开水送服。30天为1疗程，必要时可酌加药量和延长疗程。

【功能】温补脾肾、攻积利水。

【主治】晚期血吸虫病，肝硬化腹水者。

【附记】引自胡熙明《中国中医秘方大全》。坚持服用，均有较好疗效。病至晚期，病程拖延很久，体质逐渐衰弱，肝脏损害明显，本方攻补兼施，可增强患者体质，改善肝功能，且无明显副作用。

3. 化虫丸

【组成】使君子120克，雷丸120克，鹤虱120克，槟榔60克，苦楝皮120克，明矾240克，枯矾180克，青矾180克，苍术240克，茵陈240克，熟地（熬膏）30克。

【制法】蜜丸。上药除熟地外，共研细末，将熟地加清水适量，煎熬成稀糊状，加入蜂蜜适量，拌匀，与药粉调匀泛为蜜丸，如梧桐子大，贮瓶备用。

【用法】口服。一般每次服5克，日服3次，饭后吞服。体弱者，每次服5克，日服2次。3周为1疗程。

【功能】杀虫化积、清热利湿。

【主治】慢性血吸虫病。

【附记】引自胡熙明《中国中医秘方大全》。本方以多种杀虫药复合，以杀虫为主去除病原，佐以化积清热利湿之剂以达到治疗目的。临床屡用，均有改善或消失临床症状作用，效佳。

4. 半边莲膏

【组成】半边莲100克，黑、白丑各6克。

【制法】膏剂。上药加水煎煮3次，每次煮1小时。过滤，合并3次滤液，并浓缩成稀膏状（约150克）。贮存备用。

【用法】口服。每次服25克，日服3次，饭前空腹时服。

【功能】清热解毒、利水消肿。

【主治】晚期血吸虫病，肝硬化腹水。

【附记】引自《临床验方集》笔者师传秘方。临床屡用，确有较好疗效。

5. 鸦胆胶囊

【组成】鸦胆子仁适量。

【制法】胶囊。取鸦胆子去壳取仁，每次10粒（重0.4克左右）装入胶囊内，备用。

【用法】口服。每次服1粒（胶囊），日服3次，吞服。10岁以下儿童减半。40天为1疗程。

【功能】化湿杀虫、清肠腑积垢。

【主治】血吸虫病。

【附记】引自胡熙明《中国中医秘方大全》俞豪民方。本方对杀灭血吸虫卵有效，有驱除肠道血吸虫卵作用。凡大便孵化见虫卵，无论早期和晚期，无论急性和慢性，用之效果均佳。一般服药后，大便孵化检查第 4 周即为阴性。

6. 化 虫 散

【组成】槟榔、雷丸、苦楝皮、半边莲、地胆草各等分。

【制法】散剂。上药共研极细末，和匀，过 80～100 目细罗，贮瓶备用。

【用法】口服。每次服 6 克，日服 3 次，温开水送服。小儿及成人体弱者酌减。

【功能】杀虫化积、解毒利水。

【主治】血吸虫病。

【附记】引自《临床验方集》笔者祖传秘方。临床验证有效。

十八、蛔虫病

蛔虫病系似蚓蛔线虫寄生于人体小肠内所引起的疾病，是肠道寄生虫病之一。尤以小儿发病者居多。

病 因

本病主要是通过吃进被虫卵污染的食物或水而受染。虫卵进入人体后到达小肠，经几小时孵化发育为蚴，蚴钻入肠黏膜，经淋巴管或微血管入门静脉，发育为成虫。成虫一般在人体小肠内寄生约1年，自行离体则死。成虫可产生毒素，人体吸收后可产生一系列症状。

中医认为本病多因饮食不洁、误食虫卵所致，加上饥饱失调，脾肾虚弱，尤易发生。

症 状

腹痛（多为阵发性脐周腹痛）恶心，呕吐，轻微腹泻或便秘，异嗜癖等。或伴有食欲减退，或易饥，头痛，磨牙，颜面白斑。因蛔虫有钻孔习性，常钻入其他脏器，如胆道、阑尾、胰腺等，故常见的并发症有胆道蛔虫症、蛔虫性肠梗阻、阑尾炎、胰腺及肝脏等病症。

治疗方药

1. 化虫丸（一）

【组成】 鹤虱 240 克，芜荑 120 克，玄明粉 120 克，使君子仁 120 克，雷丸 120 克，牵牛子（炒）120 克，槟榔 120 克，苦楝皮 120 克，大黄 240 克。

【制法】 水丸。上药共研为细粉，和匀，过 80～100 目筛。取药粉，用冷开水泛为小丸，晒干，每 30 克约 1000 粒，贮瓶备用。

【用法】 口服。每次服 6 克或 9 克，日服 1 或 2 次，食前用糖水送服。3 岁以下小儿酌减。

【功能】 杀虫消积。

【主治】 由肠胃诸虫引起的面黄肌瘦，呕吐恶心，脘腹疼痛阵作。

孕妇忌服。

【附记】 引自《中华人民共和国药典》1963 年版。屡用效佳。

2. 使君子丸

【组成】 使君子肉 60 克，天南星（制）30 克，槟榔 30 克。

【制法】 糊丸。取上药上品，称量配齐。另取麦芽、茶叶、木炭、灶心土各 120 克，与使君子肉等 3 味同炒呈黄色，除去麦芽等四味不用。取上 3 味药共研极细粉，和匀，过 80～100 目细罗。另取精白面（每 30 克药粉，用白面 9 克），以适量清水，加热打成稠糊。冷后入药粉，充分搅拌，揉成滋润团块，分坨，搓条，捻为小丸，晾干，贮瓶备用。

【用法】口服。每次服 9 克，日服 1 次，空腹用砂糖水送服，服药后 4 小时，再进饮食，勿令过饱。

【功能】消积驱虫。

【主治】小儿虫积引起腹大胀痛，面黄肌瘦，食而不化，喜食异物，哭闹不安者。

【附记】引自《全国中药成药处方集》。屡用效佳。忌食辛辣及不易消化之物。

3. 驱虫丹

【组成】鹤虱 31 克，苦楝根皮 31 克，芜荑 15.6 克，使君子 15.6 克，川椒 15.6 克，枯矾 4.7 克，川军 9 克。

【制法】蜜丸。上药共研极细末，炼蜜为丸，每丸重 1.6 克，备用。

【用法】口服。一日总量：一岁二丸，三岁四丸，六岁六丸。晚上睡前一次服下或早、晚分两次服。连服三天。

【功能】驱蛲、驱蛔。

【主治】肠蛔虫病，肠蛲虫病。

【附记】引自徐振纲《何世英儿科医案》。临床屡用，效果均佳。本方对驱蛲虫效果尤为明显。

4. 化虫丸（二）

【组成】芜荑 15 克，鹤虱 30 克，苦楝根皮 30 克，胡粉 30 克，使君子肉 30 克，槟榔 30 克，枯矾 7.5 克。

【制法】糊丸。上药共研细末，面糊为丸，每丸重 3 克，晾干，贮瓶备用。

【用法】口服。每次服 1 丸（约 3 克），用姜汤化服。

【功能】驱虫止呕。

【主治】虫吐：呕吐清稀涎沫，或吐蛔虫，或便蛔虫，面色口唇时红时白，胸腹部时时作痛，或痛后就吐。

【附记】引自吴公陶《中医儿科临床选辑》。屡用效佳。

5. 川楝子片

【组成】川楝子 1000 克。

【制法】片剂。取上药压碎的果实入 8 倍量水中，保持 100℃提取 1～2 小时，滤液放置；残渣再加 5 倍量水，按同法提取，滤液与前液合并，浓缩成比重达 1.10～1.20，加 2.5 倍乙醇，静置 2～4 小时后，抽取上层清液过滤，沉淀用 70％乙醇洗涤 2～3 次，将沉淀中可溶性成分完全洗去为止；滤液与洗液合并，回收乙醇，加石蜡除油，放冷，再过滤 1 次，继续浓缩至稠膏，加入辅料适量，和匀，压制成片，即得，晾干，贮瓶备用。

【用法】口服。每次服 1～3 片，日服 2 次，温开水送服。

【功能】驱虫、止痛。

【主治】蛔虫虫积，热厥胃痛，小肠疝痛，胁痛，腹痛，胃热烦燥，胸脘不畅等症。

【附记】引自《中药单味制剂操作工艺》。屡用有效。

6. 使君子片

【组成】使君子 1000 克。

【制法】片剂。取上药去壳取仁，热榨去油，粉碎的使君子加入 6 倍量水，保持 60℃提取 4 小时，滤取药液另置；残渣再加 4 倍量水，按同一操作提取 2 小时，复滤取药液，与前液合并，必要时可再提取 1 次，集合各次水提液，浓缩成比重为

1.10～1.20时，加95%乙醇一倍量搅匀，随即用油布精滤，沉淀用45%乙醇洗涤2～3次，将沉淀中可溶性成分洗出，滤液与洗液合并，回收乙醇，加石蜡除油，放冷，再过滤1次，继续浓缩成稠膏状，加辅料适量，和匀，压制成片，即得，贮瓶备用。

【用法】口服。顿服6～24片（一日量）。供小儿服用时，每1岁服3片，依年龄每增加一岁递增3片，以不超过24片为度。

【功能】杀虫。

【主治】小儿蛔虫，症见虫积腹痛，面黄肌瘦，肚胀腹满等。

【附记】引自《中药单味制剂操作工艺》。屡用有效。

7. 虫积片

【组成】苦楝根皮2500克，使君子2500克，扁竹根2000克，花椒500克，槟榔1500克。

【制法】片剂。先将花椒、槟榔共研为细粉，过100目细罗。再将余药（前3味）加水煎煮3次，合并3次滤液，共浓缩成糖浆状，加入乙醇使含量为50%搅匀，密闭静置一夜，过滤，回收乙醇，于水浴上浓缩至为1500毫升，与上药粉混匀，制成颗粒，于60℃以下烘干，压片，每片含生药0.62克。贮瓶备用。

【用法】口服。每次服5片，每日早、晚各服1次。

【功能】杀虫止痛。

【主治】因蛔虫引起的一般脘腹作痛，痛后能食，或呕吐腹胀等症。

【附记】引自曹春林《中药制剂汇编》。屡用效佳。

8. 驱虫糖浆

【组成】茴蒿花2.5千克，石灰0.5千克，蔗糖适量。

【制法】糖浆剂。取已测定含量的茴蒿花，加石灰粉碎，并搅拌，置于 50 升的大搪瓷桶中，加水 25 千克（pH＝11～12），直火煮沸 40 分钟到 1 小时（不断搅拌），用布袋吊滤，如上法煎煮 3 次，第一二煎液合并（第三煎滤液套用），待浓缩到原体积的三分之一时，取出浓缩液，加适量蔗糖调味，测定含量，做到一定浓度或根据山道年含量折算服用量。

【用法】口服。按茴蒿花中山道年的含量，每次成人服 65～80 毫克，并应与酚酞或其他盐类泻剂同用。

【功能】利湿杀虫。

【主治】肠蛔虫病。

【附记】引自沈阳药学院《常用药物制剂》。屡用有效。

9. 驱蛔糖浆

【组成】苦楝树根白皮 100 克，大血藤 100 克，萹蓄（全草）120 克，单糖浆 800 毫升。

【制法】糖浆剂。取上药前 3 味用水煎两次，每次煮沸 1 小时，合并煎液，过滤，浓缩至 200 毫升，加入单糖浆 800 毫升，搅匀即成 1000 毫升，贮瓶备用。

【用法】口服。成人每次服 10 毫升，每日服 1 次，小儿减半，上午 9～10 时或下午 2～3 时一次服完。

【功能】凉血杀虫。

【主治】肠蛔虫病。

【附记】引自曹春林《中药制剂汇编》。屡用效佳。

10. 使君子散

【组成】使君子 1000 克。

【制法】散剂。将使君子去壳取仁略炒至香，备用。

【用法】口服。按年龄每岁每日2粒（最多每天不得超过20粒），分3次嚼服。3天为1疗程。

【功能】驱虫。

【主治】小儿蛔虫病及蛲虫病。

【附记】引自程爵棠《单方验方治百病》。屡用效佳。又一方用生使君子，每岁1克（最大量至6克），每天清晨空腹嚼服。连服3日。用治肠蛔虫病，效佳。

11. 虫梗散

【组成】鹤虱、榧子、芜荑各9克，使君子（炒，去壳）12枚，槟榔12克，乌梅5枚，川椒3克，细辛2.5克，大黄15克，苦楝皮6克，元胡、川朴各9克。

【制法】散剂。上药共研极细末，贮瓶备用。

【用法】口服。每服9～15克，每日服1次，于清晨空腹时顿服之。温开水送服。

【功能】杀虫、除梗阻。

【主治】蛔虫性肠梗阻。

【附记】引自《临床验方集》笔者祖传秘方。临床验证有效。

12. 小儿康散

【组成】白术（麸炒）、茯苓、使君子（去壳）各250克，牵牛子（炒）200克，陈皮、厚朴（姜制）、山楂、槟榔各150克，神曲、甘草各100克。

【制法】散剂。上药共研极细末，过80～100目细罗。贮瓶备用。

【用法】口服。周岁以内，每次服 0.3 克；1 岁～4 岁，每次服 0.6 克；4 岁以上，每次服 0.9 克；7 岁以上，每次服 1.5 克。温开水送服。

【功能】消积杀虫、健脾消食。

【主治】小儿脾胃虚弱，消化不良，食积停滞，腹胀腹痛，蛔虫。

【附记】引自《集验百病良方》。屡用效佳。

13. 化虫丸（三）

【组成】木香、使君子肉、槟榔、大黄、黑牵牛子（炒）各 80 克，枯矾、芦荟、芜荑、雷丸各 24 克。

【制法】丸剂。上药共研极细末，一为水泛为丸，每百粒重 10 克；或炼蜜为丸，每丸重 5 克，贮瓶备用。

【用法】口服。水丸：每次服 6～9 克，日服 1～2 次，食前糖水送下。3 岁以下小儿酌减。蜜丸：每次服 1 丸，日服 2 次，温开水送服。小儿每次服半丸，3 岁以下者酌情递减。

【功能】驱虫消积。

【主治】因饮食不节，损伤脾胃所致之面黄肌瘦，虫积腹痛，胃脘疼痛，呕吐嘈杂，不思饮食，精神倦怠。可用于肠道诸寄生虫。

孕妇忌服，体弱及小儿慎服。

【附记】引自朝鲜《东西宝鉴》。屡用效佳。

14. 化虫散

【组成】槟榔、雷丸、熟大黄各 10 克，使君子肉、黑白丑各 15 克，广木香 10 克，榧子肉 20 克，苦楝根皮 10 克。

【制法】散剂。上药共研极细末，贮瓶备用。

【用法】口服。成人每服10克，小儿每服5克。早晨空腹，白糖水调服。

【功能】驱虫消积、健脾止痛。

【主治】虫积食积，腹胀腹痛，肚大青筋，面黄肌瘦，喜食泥土及一般虫症。

孕妇忌服。

【附记】引自《集验百病良方》。屡用效佳。

15. 乌梅丸

【组成】乌梅480克，黄连500克，细辛、黄柏、附子、人参、桂枝各180克，当归、蜀椒各120克，干姜300克。

【制法】蜜丸。上药共研极细末，炼蜜为丸，每丸重9克，备用。

【用法】口服。每次服1丸，日服1～3次，温开水送服。2岁以下小儿酌减。

【功能】驱蛔止痛、补虚温脏。

【主治】因脾胃虚、肝经热所致之胃脘痛，吐蛔虫，胁痛腹胀，食后呕吐，脾虚久痢，肢体瘦弱，手足厥逆。可用于蛔虫病（肠道、胆道蛔虫），慢性肠胃炎或过敏性结肠炎，菌痢或阿米巴痢，阑尾炎。

忌气脑寒惊。孕妇忌服。

【附记】引自汉代张仲景《伤寒论》。屡用效佳。又本方中黄连改用480克，乌梅270克，余同上，易名为“乌梅安胃丸”。用治蛔厥症（即胆道蛔虫症）。效佳。

16. 清肝化虫散

【组成】青皮（醋炙）、白芍（酒炙）各40克，胡黄连12克（炒），柴胡（醋炙）32克，使君子肉、槟榔（炒）各40克，白术（麸炒）、茯苓各80克，芡实23克，北沙参（苏条参）40克，莲子、山楂（焦）各32克，麦芽、麦冬（砂炒）、甘草各40克，乌梅肉20克。

【制法】散剂。上药共研极细末，贮瓶备用。

【用法】口服。2～3岁小儿，每次服2.5克；3～5岁，每次服3克；5岁以上，每次服5克，日服2次，温开水送服。

【功能】清肝杀虫、健胃消积。

【主治】脾虚肝旺，症见虫积腹痛，不思饮食，消化不良，面黄肌瘦。

病后体弱小儿忌服。

【附记】引自《临床验方集》。屡用效佳。

17. 遇仙丹

【组成】牵牛子1500克，大腹子（即槟榔）2000克，锡灰（炙干）60克，大黄120克，雷丸120克，青木香、鹤虱、干漆各60克，皂角4条。

【制法】散剂。先将后3味药加水煎2次，取2次煎液合并，用此药煮粟米粥，再依次下牵牛子末、大腹子末、大黄末、雷丸末、青木香末、锡灰，调和均匀，置烘箱内烘干，共研极细末，贮瓶备用。

【用法】口服。成人每次服9～12克，小儿酌减，用温姜汤或清茶水送服。服时不吃晚餐，次早虫下尽，方可洗脸，进温米粥补之。

【功能】驱虫消积。

【主治】诸虫、诸积。专治男子、妇人积虫气块，五劳七伤，赤白痢下，便血注下，皮黄水肿，十般气，十一般恶虫等。

伤寒、孕妇忌服。

【附记】引自明代鲁伯嗣《婴童百问》。屡用神效。

18. 肥儿丸

【组成】使君子仁，槟榔、胡黄连、肉豆蔻、白术、麦芽、云神曲各15克，山楂、枳壳、木香各6克。

【制法】蜜丸。上药共研细末，炼蜜为丸，每丸重3克。每袋装20粒，备用。

【用法】口服。每次服1粒，日服2次，温开水化服。

【功能】健脾益胃、消积杀虫。

【主治】小儿脾胃虚弱，面黄肌瘦，食积，虫积，食少泄泻等症。

【附记】引自宋代陈师文《太平惠民和剂局方》。屡用效佳。

19. 鸡肝散

【组成】使君子肉、雷丸各9克，鲜鸡肝1具。

【制法】散剂。先将鸡肝焙干，与使君子肉、雷丸共研极细末，贮瓶备用。

【用法】口服。每次服4.5克，日服2次，吞服。

【功能】消疳、杀虫、明目。

【主治】小儿疳积，虫积腹痛，食少泄泻，面黄肌瘦，视物模糊等症。

【附记】引自叶显纯《常用中成药》。验方，屡用效佳。

20. 蟾砂散

【组成】大蟾蜍1只，砂仁15克。

【制法】散剂。上药共研极细末，贮瓶备用。

【用法】口服。每次服3～6克，日服1～2次，米饮送服。

【功能】杀虫消积、理气消胀。

【主治】气臌胀，症见胸腹胀满及小儿疳积，虫积腹痛，善食腹大，四肢瘦弱等症。

【附记】引自清代《绛囊撮要》。屡用效佳。

21. 雄黄膏

【组成】雄黄30克。

【制法】膏剂。将雄黄研为细粉，调入鸡蛋清2枚，在瓷碗中拌匀，用清油煎成薄膏饼，备用。

【用法】外用。待膏饼不太热时，贴肚脐上，外用纱布包扎好。虫即随大便下。

【功能】解毒驱虫。

【主治】蛔虫病。

【附记】引自程爵棠《穴位贴敷治百病》。屡用效佳，一般1次或2次即愈。

22. 驱虫散

【组成】使君子仁（炒黄研末）3～6克，川军面1.5～3克。

【制法】散剂。上药分别研成细末，备用。

【用法】口服。午后至睡前将使君子仁粉分2次服，次日清早空腹冲服川军面。

【功能】杀虫导滞。

【主治】胃寒虫扰致吐止，蛔虫尤存。

【附记】引自张奇文《幼科条辨》李明堂方。屡用效佳。

23. 十味驱虫散

【组成】使君子仁(炒)、槟榔、苦楝根皮各15克，大黄、榧子肉各9克，炒二丑6克，雷丸9克，芦荟、芜荑各6克，雄黄2克。

【制法】散剂。上药共研极细末，和匀，贮瓶备用。

【用法】口服。7～3岁服3克，12～7岁服6克，16～12岁服9克，成人每次服12克。每日饭前冲服1次。

【功能】杀虫导滞。

【主治】蛔虫，蛲虫症。

【附记】引自《中国当代中医名人志》王芳林方。一般连服3～6次即可见效。疗效颇佳。

24. 虫积散

【组成】槟榔、使君子肉各30克，雷丸、鸡内金、夜明砂各50克，谷精珠30克，生甘草15克。

【制法】散剂。先将上药炒焦，共研极细末，和匀，贮瓶备用。

【用法】口服。每次服2～3克，每日早、晚各服1次。4岁以上小儿剂量酌情增加。以米汤送服，连服1月，可见疗效。

【功能】疏散风热、攻积杀虫。

【主治】肠寄生虫病，小儿疳积，形瘦发黄，腹胀腹痛，贪吃香脆异物。

【附记】引自《中国当代中医名人志》董漱六方。坚持服用，效果颇佳。

25. 追虫取积散

【组成】槟榔末、黑丑（头末）各6克，陈皮末2.4克，木香末1.5克。

【制法】散剂。上药共研极细末，和匀，贮瓶备用。

【用法】口服。成人每次服15克，小儿酌减，以砂糖温水送服。五更服3～4次，以米汤补之。

【功能】追虫取积。

【主治】诸虫症。

【附记】引自明代龚廷贤《万病回春》。屡用神效。忌鱼腥、油腻之物3～5日。

26. 二楝君雷散

【组成】苦楝皮、苦楝子、使君子（去壳）、雷丸、槟榔、大黄各15克，花椒6克，广木香9克。

【制法】散剂。将上药晒干或烘干后，共研极细末，过80～100目细罗，贮瓶备用。

【用法】口服。每次服9～15克，小儿酌减，日服2～3次，空腹时，以温开水送下。连服三天。

【功能】杀虫驱虫。

【主治】蛔虫病。

【附记】引自《临床验方集》笔者经验方。多年应用，疗效尚属满意。

27. 十味乌梅丸

【组成】乌梅 30 克，川楝子、使君子（去壳）各 15 克，花椒、黄柏、枳壳、槟榔各 10 克，苦楝根皮 30 克，广木香 10 克，青皮（醋炒）9 克。

【制法】醋丸。上药晒干，共研细末，过 80 目细罗，以陈食醋和药为丸，如梧桐子大，贮瓶备用。

【用法】口服。每次服 6～10 克，小儿酌减，日服 2 次，早、晚空腹各服 1 次，以醋水各半送服。

【功能】杀虫、理气、止痛。

【主治】肠道蛔虫病。

【附记】引自《集验百病良方》。屡用效佳。

十九、绦虫病

肠绦虫病系由寄生在肠道内幼绦虫所引起，是常见的肠寄生虫病之一。汉代《金匮要略》称之为“寸白虫”。《诸病源候论》谓其“连绵成串，儿长数尺”。并认识到“若多食牛肉则生寸白”。又因误食牛猪肉囊虫而发病，故又称“囊虫病”。

病　因

西医认为，本病主要是由于误食牛肉绦虫病与猪肉绦虫病所致。

中医认为，本病多因饮食生冷不洁之物，误食沾有虫卵的食物，或误食带有绦虫的病猪、病牛的猪肉或牛肉，尤其是生食或半生食牛囊虫或猪囊虫而患病居多。加之饮食不节，脾胃虚弱而尤易诱发。

症　状

绦虫病（或称囊虫病）可引起多种病变，如猪囊虫病可引起脑病、癫痫、眼病、皮下组织与肌肉疾病等。通过粪便检查检出绦虫节片即可确诊。

治疗方药

1. 龙雷丸

【组成】龙芽草 90 克，雷丸 80 克，南瓜子 80 克，槟榔片 75

克，芜荑70克，鹤虱60克，榧子75克，乌梅75克，莪术50克，三棱30克，海藻40克，干漆炭20克，半夏30克，夏枯草50克，陈皮30克，牡蛎30克。

【制法】水丸。上药共研极细末，水泛为丸，如小豆大小，贮瓶备用。

【用法】口服。每次服9克，一日服3次，饭后服。

【功能】杀灭猪囊虫。

【主治】猪囊虫病。

孕妇及肝肾功能不全或严重贫血者慎用。

【附记】引自胡熙明《中国中医秘方大全》赵国儒方。用之临床，疗效满意。每月作血常规检验。一般服1个半月即可见效。

2. 囊虫散

【组成】姜半夏30克，陈皮30克，茯苓40克，白芥子40克，薏苡仁50克，雷丸30克。

【制法】散剂。上药共研为极细末，过100目筛，贮瓶备用。

【用法】口服。每次服15克，一日服2次。亦可制成水丸或蜜丸，每次服15克，日服2次。30天为1疗程。

【功能】杀虫、软坚散结。

【主治】囊虫病。

【加减】若心烦，加丹皮15克，龙骨20克，茯神20克，枣仁15克；结节消失缓慢，加海藻30克，大贝母30克，红花15克。

【附记】引自胡熙明《中国中医秘方大全》史郡方。临床屡用，疗效满意，治愈率达100%。

3. 驱绦散

【组成】 南瓜子150克，使君子（去壳）30克，山楂肉30克，槟榔100克，芒硝10克。

【制法】 散剂。上药除槟榔、芒硝外，共研为极细末，和匀，贮瓶备用。

【用法】 口服。上药于清晨空腹1次服完（老、幼减量），药后2小时再把槟榔、芒硝煎水服下。

【功能】 杀虫、消食、导滞。

【主治】 绦虫病。

【附记】 引自《集验百病良方》周充敬方。一般服1～3料即愈，效佳。

4. 硝石矾石片

【组成】 硝石2份，制皂矾1份。

【制法】 片剂。将上药研成细粉，制成片剂，每片重0.2克。瓶装密封备用。

【用法】 口服。凡接受治疗病例，均常规服槟榔承气汤（槟榔片100克，大黄20克，芒硝25克，甘草15克），一剂水煎300～400毫升，在晨起分2次空腹口服（间隔4小时）；硝石矾石片，成人每次服8片，儿童酌减，每日服3次，用白开水送服。100天为1疗程。

【功能】 片剂：杀虫化湿。汤剂：利水杀虫，通便导滞。

【主治】 囊虫病。

【附记】 引自《集验百病良方》吕德苗方。用本方合汤剂治疗1755例（包括脑囊虫病，眼底囊虫，皮下、肌肉结节等），结果治愈 43.99%，显效 26.2%，有效 20.51%，无效 9.3%。证明对皮下方、肌肉囊肉病的疗效优于脑囊虫病。

5. 镇痉灭虫丸

【组成】云苓 12 克，法半夏 10 克，枳实 10 克，竹茹 10 克，陈皮 6 克，甘草 3 克，槟榔 12 克，雷丸 12 克，磁朱丸 6 克。

【制法】水丸。上药共研为细末，过 120 目筛，水酒为丸，如梧桐子大，贮瓶备用。

【用法】口服。每次服 10～15 克，每日服用 2～3 次。

【功能】健脾祛湿、化痰散结、安神定志、杀虫止痉。

【主治】脑囊虫病。

【附记】引自李文亮《千家妙方》（上）言庚孚方。临床证实，本方对于治疗脑囊虫病确实有较好的疗效。

6. 消囊定痫散

【组成】全虫 50 克，蝉蜕 75 克，朱砂 20 克，琥珀 20 克，冰片 3 克，甘草 25 克。

【制法】散剂。将上药晒干或烘干，勿用锅炒，共研为极细的面，以 120 目筛为宜（朱砂、冰片待其他药研碎后，再加入和匀）。贮瓶备用，勿令泄气。

【用法】口服。每次服 3.5 克～5 克，每日服 2～3 次，白开水送下。

【功能】熄风、定痫、杀虫。

【主治】囊虫病（包括脑囊虫）。

【附记】引自李文亮《千家妙方》（上）洪作范方。临床屡用，疗效比较满意，而对脑囊虫病效果尤为显著。

7. 灭囊丸

【组成】 生明矾120克，雷丸60克，瓦楞子60克，甘草30克，槟榔30克，炮甲珠3.3克。

【制法】 水丸。上药共研细面，水泛为丸，如绿豆大，贮瓶备用。

【用法】 口服。每次服9～12克，每天早、晚各服1次。同时配服灭囊汤［生明矾6～9克（研面装胶囊，分2次吞用），雷丸12克（后下），干漆9克（炒尽烟），水蛭6克（炒微黄），白芥子9克，大腹皮9克，羌活6克，怀牛膝6克，五灵脂9克，大黄1.5克］水煎服。

1个月为1疗程。第1疗程汤、丸并进；第2疗程汤、丸间服；第3疗程每两天服丸药1～2次，每星期服汤药1～2剂，汤丸间服。如此治疗3～4疗程，直至痊愈为止。每一疗程结束后，如有明显疗效，休息7天后，再进入下一疗程；如效不显，仍按前一疗程服药。

【功能】 化痰软坚、理气活血、杀虫灭囊。

【主治】 囊虫病（包括脑囊虫）。

凡妊娠及有血小板减少性紫癜者忌用。

【附记】 引自李文亮《千家妙方》（上）蒋天佑方。临床屡用，疗效甚佳。同时在治疗过程中应注意：定期检查大便、血常规，血小板，出凝血时间，如发现肠内有绦虫寄生者，应先驱绦虫；血小板低于5万～10万时，水蛭、干漆应减量或不用，加服养血归脾丸，每天早、晚各服1～2丸；治疗中勿食生冷瓜果、油腻发物、人参等。

8. 红花乳没丸

【组成】藏红花、法半夏、昆布、陈皮、赤芍、浙贝母、川芎、生黄芪各35克，乳香、没药、柴胡、炮山甲各25克，煅牡蛎50克，当归、炒枣仁各40克，皂角刺、丹皮各15克。

【制法】蜜丸。上药共研为细末，炼蜜为丸，每丸重15克，备用。

【用法】口服。每次服1丸，日服3次。20天为1疗程，可连服2～3个疗程。

【功能】活血化瘀、化痰散结、杀虫灭囊。

【主治】囊虫病（包括脑囊虫）。

【附记】引自《集验百病良方》。屡用效佳。总有效率达90%以上。应注意：若治疗3疗程无效者，应改用其他疗法治疗。服药后一般无不良反应，仅少数患者有恶心、呕吐、食欲不振等轻微反应，停药1日后即可自行消失。反应消失后，可继续服用。

9. 珍矾丸

【组成】珍珠6克，明矾550克，黄蜡130克，蜂蜜80克。

【制法】蜡丸。先将珍珠放入豆腐中，盛碗内放入蒸笼中蒸60～120分钟，取出珍珠，研为极细末，也可将珍珠文火炒至微黄色，再研成极细末。将明矾研成细末，与珍珠粉混和搅拌均匀，备用。再将黄蜡以文火熔化，加入蜂蜜，待其熔化为液状时，将珍珠、明矾末搅入蜂蜡溶液中，搅拌均匀，趁热做成豌豆大小丸粒，晾干收贮备用。

【用法】口服。每次服3克，每日服3次。饭前1小时服。

如服后有胃肠道反应者，可改为饭后服。

【功能】杀虫化湿。

【主治】囊虫病。

【附记】引自《集验百病良方》。临床屡用，疗效满意。

10. 消痞狗皮膏

【组成】生地黄、枳壳、苍术、五加皮、桃仁、山柰、当归、川乌、陈皮、乌药、三棱、草乌、川军、何首乌、柴胡、防风、刘寄奴、牙皂、川芎、官桂、羌活、赤芍、威灵仙、天南星、香附、荆芥、白芷、海风藤、藁本、续断、高良姜、独活、麻黄、甘松、连翘各 15 克。

【制法】膏药。用麻油 2 千克，将上列诸药炸枯去渣，下净血余（即人发）100 克熔化，下黄丹 1500 克，熬成万应珍膏。取万应珍膏 750 克加入下列细料药：阿魏 50 克，肉桂 25 克，公丁香 25 克，木香 20 克，乳香 30 克，没药 30 克，麝香 5 克，搅匀即成消痞狗皮膏。

【用法】外用。用时将膏药微火熔开，贴于肚脐上，贴牢。

【功能】祛风散寒、活血化瘀、杀虫消积、舒筋通络。

【主治】腹中积聚痞块，肠寄生虫病，胸胁胀满，肚腹疼痛以及妇女癥瘕血块，痢疾等。

【附记】引自王光清《中国膏药学》泾阳大寺膏药方。屡用效佳。

11. 千金丸

【组成】银花 10 克，贝母 7.5 克，丹皮 5 克，半夏 7.5 克，枣仁 7.5 克，皂刺 7.5 克，陈皮 7.5 克，乳香 5 克，没药 5 克，赤芍7.5克，当归10克，黄芪7.5克，柴胡7.5克，牡蛎5克，昆布5克，雷丸7.5克，槟榔7.5克。

【制法】蜜丸。上药共研极细末，炼蜜为丸，每丸重3克，贮存备用。

【用法】口服。每次服1丸，每日服3次，温开水送下。

【功能】消痰利气、软坚散结、清热杀虫、活血化瘀、扶正祛邪。

【主治】皮肌型囊虫病，脑囊虫病。

【附记】引自《中国当代中医名人志》苑荫芳方。屡用效佳。忌酒、黏冷食物。

12. 消囊除瘤丸

【组成】陈皮15克，半夏15克，茯苓20克，金银花20克，连翘15克，甲珠10克，皂刺15克，乳香15克，没药15克，川芎20克，榧子20克，雷丸（冲）20克，槟榔片15克，龙骨40克，牡蛎40克，昆布20克，大贝母20克。

【制法】蜜丸。上药共研为细末，炼蜜为丸，每丸重10克，备用。

【用法】口服。每次服1丸，日服3次，温开水送下。

【功能】清热解毒、活血化瘀、杀虫消痰、软坚散结。

【主治】脑囊虫病，脂肪瘤，挟瘿等。

【附记】引自《中国当代中医名人志》王俊奇方。屡用效佳。

13. 灭虫丸

【组成】使君子（去壳）25克，槟榔片50克，芜荑20克，乌梅20克，苦楝皮25克，枯矾15克。

【制法】糊丸。上药共研为细末，以面糊泛丸，如梧桐子大，贮瓶备用。

【用法】口服。每服30粒，日服1次，空腹温开水送下。

【功能】杀虫、驱虫。

【主治】脑囊虫病及其他寄生虫病。

【附记】引自《中国当代中医名人志》姜成才方。屡用皆效。

14. 槟榔片

【组成】槟榔1000克。

【制法】片剂。将槟榔粉碎，过40目筛，置温浸器中，以80%～85%醇4倍量为溶媒，保持70℃以下之温度，温浸两次，每次3小时；集合各次浸液，于60℃以下之温度，回收乙醇，残渣略加盐酸，使呈酸性，在抗酸操作下浓缩成半稠膏状（含水份约50%），测定含量后，按处方量加入辅料适量，制粒，压片即得。贮瓶备用。

【用法】口服。每次服2～8片（驱虫用），而消食去积用为每次1～3片。日服1～2次，温开水送下。

【功能】驱虫、行气消积、利水化湿。

【主治】各种绦虫病、姜片虫病，以及虫积腹痛，胀满水肿，泄泻不畅，里急后重等症。

【附记】引自《中药单味制剂操作工艺》。屡用有效。

15. 囊虫丸

【组成】茯苓5000克，雷丸、牡丹皮各2500克，桃仁、炒僵蚕或炒僵蛹各3750克，烫水蛭、干漆炭各875克，生川乌、醋芫花各300克，橘红1500克，五灵脂流浸膏6000克，大黄、黄连各 1250 克。

【制法】蜜丸。上药除五灵脂流浸膏外，共研极细末，另取五灵脂流浸膏，加入炼蜜适量和匀，与药粉搅拌均匀泛丸，每丸重 5 克。晾干，收贮备用。

【用法】口服。每次服 1 丸，每日服 2～3 次，饭后温开水送服。

【功能】活血化瘀、软坚消囊、镇惊止痛。

【主治】人体猪囊虫病，脑囊虫及由脑囊虫引起的癫痫。

孕妇忌服，病情严重者可遵医嘱。

【附记】引自《临床验方集》。屡用效佳。

16. 消囊散

【组成】干漆炭 240 克，芜荑 240 克，雷丸 120 克，朱砂 60 克。

【制法】散剂。上药共研极细末，贮瓶备用。

【用法】口服。每次服 3 克，一日服 2 次，温开水送服。

【功能】解毒杀虫、清心安神。

【主治】皮下囊虫，或合并脑囊虫。

【附记】引自程爵棠《百病中医膏散疗法》孙以渭方。屡用效佳。

17. 分服三味散

【组成】广木香 10 克，槟榔片 60 克，蓖麻油 30 毫升。

【制法】散剂。将木香研细末，槟榔片水煎取汁，与蓖麻油待用。

【用法】口服。先用白开水将木香粉 1 次吞服，过 15 分钟后，一次将槟榔水服下，过30分钟后，将蓖麻油1次服下，约过30分钟，即可将绦虫完整的排出。

【功能】杀虫排出。

【主治】绦虫病。

【附记】引自程爵棠《百病中医膏散疗法》马炳宣方。屡用特效。

18. 槟雷散

【组成】槟榔100克，雷丸60克，贯众20克，紫苏15克，广木香30克，大黄25克。

【制法】散剂。上药共研细末，过100目筛，贮瓶备用。

【用法】口服。每次服15～20克，空腹时以温开水送服；隔1小时再服1次。半小时许仍不大便者，且无肠鸣、腹痛等感觉时，可服元明粉30克（或硫酸镁25克）。

【功能】杀虫驱虫、理气止痛。

【主治】绦虫病。

【附记】引自《集验百病良方》。屡用效佳。

19. 六味槟黄散

【组成】槟榔30克，大黄、鹤虱、榧子、雷丸、二丑各9克。

【制法】散剂。上药共研极细末，贮瓶备用。

【用法】口服。每次服10～15克，小儿酌减，一日服3次，空腹时用温开水送下。

【功能】杀虫排虫、通利二便。

【主治】绦虫病。

【附记】引自《程氏医学笔记》。屡用效佳。

20. 苦槟散

【组成】苦楝根皮60克，槟榔180克，使君子仁30克。

【制法】散剂。上药共研细末，过100目筛，贮瓶备用。

【用法】口服。每次服30克，日服2次，温开水调服。儿童酌减。

【功能】杀虫驱虫。

【主治】绦虫病。

【附记】引自《程氏医学笔记》。多年应用，疗效满意。

21. 复方槟榔丸

【组成】槟榔片100克，使君子仁、木香、川军各15克，雷丸、苦楝根皮各25克。

【制法】蜜丸。上药共研细末，炼蜜为丸，每丸重5克，晾干，贮存备用。

【用法】口服。每次服2丸，日服2次，空腹时温开水送服。儿童酌减。

【功能】杀虫、利水、导滞。

【主治】绦虫病。

【附记】引自《临床验方集》。屡用效佳。同时应忌食辛辣、生冷、油腻食物。严禁贪食病死猪、牛肉。

二十、丝虫病

丝虫病在我国是由斑氏丝虫或马来丝虫寄生于人体淋巴系统所引起的慢性寄生虫病。中医对本病的认识在古代文献中就有记载："两足胫红肿，寒热如伤寒状，从此或一月一发，半月数月一发"、"小便白如米汁"、"癞疝重坠，囊大如斗"等，指的就是由丝虫引起的淋巴管炎、乳糜尿及阴囊象皮肿、下肢象皮肿（腿）等。

病　因

本病主要是由丝虫寄生于人体淋巴系统所致。传播媒介是蚊虫，病人是唯一的传染源。因此预防措施是控制传染源，消灭蚊虫，防止蚊虫叮咬。

症　状

根据临床表现，一般可分为急性期和慢性期。急性期表现为由丝虫引起的淋巴管炎、淋巴结炎、丹毒样皮炎、丝虫热（呈周期性高热，2～3日自退）、精索炎、附睾炎、睾丸炎、肺部嗜酸性粒细胞浸润综合征。慢性期由于反复炎症，淋巴管及淋巴结为增生的肉芽组织及纤维组织所阻塞，从而产生诸多症状和体征，表现为淋巴结和淋巴管扩张，阴囊淋巴积液，鞘膜淋巴积液，淋巴尿，淋巴腹水，乳糜尿，鞘膜乳糜积液，乳糜腹水，乳糜腹泻，象皮肿等。

治疗方药

1. 八味槟榔丸

【组成】槟榔 7500 克，炼雄黄 500 克，榧子肉 750 克，吴茱萸 1500 克，生牡蛎 1500 克，茜草根 1500 克，苏子 1500 克，木瓜 250 克。

【制法】水丸。上药共研细末，炼蜜为丸，如胡椒大，贮瓶备用。

【用法】口服。每次服 10 克，每日服 2 次（上午 10 时及下午 4 时各服 1 次），温开水送服。20 天为 1 疗程。

【功能】杀虫化瘀。

【主治】丝虫病。

【附记】引自胡熙明《中国中医秘方大全》巢金堂方。屡用效佳。

2. 防己苍术丸

【组成】防己 1500 克，苍术（米泔水漂 4 小时）1500 克，泽泻 1500 克，升麻 500 克，木瓜 750 克。

【制法】水丸。上药共研细末，如胡椒大，贮瓶备用。

【用法】口服。每次服 10 克，每日服 2 次，每日上、下午饭前各服 1 次，温开水送服。20 日为 1 疗程。

【功能】利水消肿、升清降浊。

【主治】血丝虫象皮腿（肿）。

【附记】引自胡熙明《中国中医秘方大全》巢金堂方。屡用有效。

3. 连翘丸

【组成】连翘1500克，玄参1500克，夏枯草穗500克。

【制法】水丸。先将前2味药共研细末，用夏枯草煎水泛丸，如胡椒大，贮瓶备用。

【用法】口服。每次服10克，每日服2次，于早、中饭前各吞服1次，温开水送下。

【功能】消炎散结。

【主治】血丝虫淋巴结（管）炎。

【附记】引自胡熙明《中国中医秘方大全》巢金堂方。屡用效佳。本方配合八味槟榔丸（上方1）治疗丝虫病，可提高疗效。

4. 丝虫散

【组成】凤仙花子60克（或30克），苍术30克，全蝎9克，蛇蜕30克，柴胡60克，蜈蚣5条（或2条）。

【制法】散剂。上药共研极细末，贮瓶备用。

【用法】口服。每日服6克，分3次服完，温开水送下。外用凤仙花根熬水泡腿。每日泡1次，1次泡30分钟。

【功能】舒肝解毒、通络散结。

【主治】血丝虫病（象皮腿）。

【附记】引自《王渭川临床经验选》。屡用效佳。

5. 归鳖散

【组成】当归30克，川芎20克，熟地30克，赤芍20克，柴胡30克，地鳖虫30克，蟑螂虫（偷油婆）15克。

【制法】散剂。上药共研细末，过100目筛，贮瓶备用。

【用法】口服。每次服3克，每日服3次，温开水送服。同时外用凤仙花根250克，熬半桶水，待温后，泡患腿两小时，每日泡1～2次。

【功能】活血化瘀、通络散结。

【主治】丝虫象皮腿。

【附记】引自《集验百病良方》。坚持服用，效果甚佳。

6. 鳖槟散

【组成】番木鳖炭、花槟榔各等分。

【制法】散剂。上药共研极细末，贮瓶备用。

【用法】口服。每次服0.5～0.7克，最多1克。一日服2次，连用2日或3日，隔5日再服1日量。

【功能】解毒、杀虫、消肿。

【主治】血丝虫病（象皮腿）。

【附记】引自程爵棠《百病中医膏散疗法》笔者师传秘方。屡用效佳，有效率达100%。若配用凤仙花根煎水泡脚，可提高疗效。

7. 冬葵萆薢散

【组成】冬葵子150克，萆薢120克，白糖80克。

【制法】散剂。先将前2味药焙干，共研极细末，然后加入白糖和匀，贮瓶备用。

【用法】口服。每次服3～5克，每日早、晚各服1次，温开水送服。

【功能】清热利湿。

【主治】血丝虫病（乳糜尿），证属湿热下注型者皆宜。

【附记】引自程爵棠《百病中医膏散疗法》梁继荣方。临床屡用，疗效满意。

8. 六草散

【组成】萆薢30克，海金砂30克，云苓18克，石韦30克，萹蓄15克，白茅根30克，旱莲草15克，六一散15克，白术15克，猪苓12克，槟榔30克。

【制法】散剂。上药共研极细末，贮瓶备用。

【用法】口服。每次服15～30克，每日服3次，温开水调服。

【功能】清热通淋、健脾化浊、凉血止血。

【主治】丝虫病（乳糜血尿）。

【附记】引自《程氏医学笔记》。屡用效佳。本方还可用于治疗泌尿系结石，效果亦佳。

二十一、钩虫病

钩虫病是由十二指肠钩口线虫或美州板口线虫寄生于人体小肠所致的疾病。中医归为“黄肿病”、“疳黄”范畴。一般在春末夏季发病者居多。

病因

内因多因饮食不洁，过食生冷，误食带有虫卵食物；外因常为触毒秽之疫气所致。说明感染主要经皮肤及吞食为主。蚴虫进入人体，并寄生于小肠后可导致一系列病理变化。本病为害甚大。

症状

四肢软弱无力，贫血，营养不良，胃肠功能紊乱。患病后，儿童会出现发育不良；女性可出现月经不调，不孕；孕妇可导致死胎，流产。

治疗方药

1. 雷丸散

【组成】雷丸 60 克。

【制法】散剂。将上药研成细粉，备用。

【用法】口服。上药一日 1 次顿服，或一日内分 3 次服完。

间隔数日可再服一料（60克）。

【功能】杀虫消积。

【主治】钩虫病。

【附记】引自胡熙明《中国中医秘方大全》李仁众方。多年应用，治愈率达85%以上。证明散剂吞服比汤剂效果好。

2. 雄蒜芜荑丸

【组成】雄黄5克，生大蒜30克，芜荑20克，槟榔30克，莱菔子30克，苦楝皮50克。

【制法】药汁丸。先把雄黄研细，放入小铁锅内，上覆大瓷碗，用赤石脂细末封固碗口，醮水加固，置丹灶上煅炼1小时，令雄黄成液体，俟冷固化，再研极细，加入莱菔子水煮干，再加醋酥干，然后与槟榔、芜荑、苦楝皮共研极细末，滴入大蒜汁，和匀泛丸，如胡椒子大，贮瓶备用。

【用法】口服。每次服9克，一日服3次，温开水送服。3天为1疗程。小儿量酌减。

【功能】驱杀钩虫。

【主治】钩虫病。

【附记】引自胡熙明《中国中医秘方大全》。屡用效佳。

3. 针矾丸

【组成】针砂（打铁时落下的铁屑）15克，苍术9克，茯苓15克，生地黄6克，熟地黄6克，煅青矾15克。

【制法】酒丸。诸药照如上比例称量配齐，共研极细末后，用甜酒汁调到糊状，装入瓦钵，九蒸、九晒、九露后制成黄豆大小的丸药即成。贮瓶备用。

【用法】口服。每次服9～15丸，每日服2次，早、晚饭前米粥送下。服七日后量酌减。

【功能】健脾补血。

【主治】钩虫病（贫血）。

【附记】引自李文亮《千家妙方》（上）李少林家传验方。屡用效佳。

“三九”制法：药为细末，甜酒调拌，装入瓦钵，清早放于铁锅中蒸，上面加盖，蒸1小时左右，将瓦钵取出，放在房上晒，其上用纱布罩之，夜晚亦露在房上。第二天清早，再蒸如上，如此操作共九次即成，故谓九蒸、九晒、九露。

4. 钩虫散

【组成】乌梅60克，磁石30克，玉竹30克，神曲12克，苦楝皮50克。

【制法】散剂。先将上药中磁石烧红醋淬，余药晒干，再共研极细末，贮瓶备用。

【用法】口服。每次服15～30克，一日服3次，温开水送服。小儿按成人三分之一量服用。

【功能】杀虫健脾、养阴安神。

【主治】钩虫病。

【附记】引自《集验百病良方》。屡用效佳。

5. 补血退黄丸

【组成】针砂（用醋煅透3次）120克，茵陈30克，皂矾（煅透）60克，泽泻30克，麦芽（炒）60克，茯苓30克，苍术（米泔水炙）30克，橘皮30克，厚朴（姜炙）30克，熟地黄30克，红枣肉

240克，肉桂12克。

【制法】蜜丸。取上药上品，称量配齐。先将熟地黄、红枣肉用水煮透，待水气吸尽，与针砂等10味共捣烂如泥，晾干，轧细过80～100目细罗。炼蜜［每药粉300克，约用炼蜜（120℃）240克，和药时蜜温100℃］与上药粉搅拌均匀，成滋润团块，分坨，搓条，制丸，每丸重9克，收贮备用。

【用法】口服。每次服1丸，日服2次，温开水送服。

【功能】益气补血、健脾利湿。

【主治】由气虚黄肿引起的心悸头眩，四肢酸软，气短腹胀，大便溏泄，食欲不佳。

【附记】引自《全国中药成药处方集》。屡用效佳。

6. 绛矾丸

【组成】皂矾（煅）180克，苍术（米泔水炙）180克，厚朴（姜炙）60克，橘皮60克，甘草30克。

【制法】糊丸。取上药上品，称量配齐，共研为细粉，和匀过80～100目细罗。另取红枣120克，掰开，加适量清水，加热煎煮，取煎液过滤，加热浓缩。取适量煎汁，与精白面150克，加热制成稠糊，入上药粉，充分搅拌，反复搓揉均匀，成滋润团块，分坨，搓成细条，捻为小丸，阴干，分袋装，每袋装6克，备用。

【用法】口服。每次服3～6克，日服一至二次，温开水送服。

【功能】运脾、化湿、补血。

【主治】钩虫病。由脾胃不健、气滞蓄湿引起的面色萎黄，浮肿，心悸气促，肢体懈懒，食积痞块，小便不利，或能食而无力，或嗜好香物及生米等。

孕妇忌服，服药时忌茶水。

【附记】引自《中华人民共和国药典》1963 年版。屡用效佳。本方还可用于缺铁性贫血。

7. 驱虫丸

【组成】皂矾、陈曲、使君子、茵陈各 15 克，朱砂 5 克，雷丸 6 克，苍术、胡黄连、枣肉、文蛤、槟榔各 10 克。

【制法】醋丸。上药共研细末，醋糊为丸，如梧桐子大。贮瓶备用，勿令受潮湿。

【用法】口服。6 岁小儿早、晚各服 2 丸，白开水送下，忌茶水。

【功能】杀虫扶正。

【主治】钩虫病，症见面黄体瘦，脘腹胀满，时脐周疼痛，头晕目眩，倦怠乏力，或有浮肿，舌质淡苔薄，脉细数。

【附记】引自张奇文《幼科条辨》张子仪方。屡用效佳。

8. 大温中丸

【组成】针砂、香附各 240 克，青皮 90 克，白芍、厚朴、苍术、山楂各 75 克，陈皮、茯苓、白术、苦参各 45 克，甘草 30 克。

【制法】水丸。上药晒干或烘干，共研细末，水（冷开水）泛为丸，如梧桐子大，阴干，分袋装贮，每袋重 18 克。

【用法】口服。每次服 6 克，一日服 2 次，空腹米汤或温开水送服。小儿剂量酌减。

【功能】清化湿热、健脾消肿。

【主治】湿热气滞，症见黄胖浮肿，脘腹胀闷，舌苔厚腻，小便不清。

孕妇忌服。

【附记】引自元代朱丹溪《丹溪心法》。屡用神效。忌油腻之物及重盐。

9. 小温中丸

【组成】香附、针砂各 45 克，白术 60 克，茯苓、陈皮、姜半夏、六曲各 30 克，苦参、黄连各 15 克，甘草 9 克。

【制法】水丸。上药晒干或烘干，共研为细末，水泛为丸，如梧桐子大，阴干，分袋装贮，每袋重 18 克。

【用法】口服。每次服 6 克，日服 2 次，吞服，温开水送下。

【功能】清化湿热、健脾消肿。

【主治】黄胖病，腹胀浮肿，小便黄赤等症。

孕妇忌服。

【附记】引自元代朱丹溪《丹溪心法》。屡用神效。

10. 驱虫散

【组成】榧子肉、雷丸、使君子肉、槟榔各等分。

【制法】散剂。上药晒干或烘干，共研极细末，贮瓶备用。

【用法】口服。一次顿服 50～70 克，或一日分 3 次服，隔一星期再顿服 30 克，温开水送下。

【功能】杀虫、驱虫。

【主治】钩虫病，蛔虫病。

【附记】引自程爵棠《百病中医膏散疗法》笔者家传秘方。临床使用多年，治验甚多，总有效率达 97％以上。

11. 青矾散

【组成】煅青矾90克，西党参、白术、陈皮、茯苓各60克，桂皮150克，榧子肉90克，丹皮60克，川黄连15克，泽泻60克。

【制法】散剂。上药共研极细末，贮瓶备用。

【用法】口服。成人每次服10～15克，小儿酌减。用温酒或菜汤送下。每日服1～2次。

【功能】益气健脾、清热化痰、杀虫止痛。

【主治】钩虫病。

【附记】引自程爵棠《百病中医膏散疗法》吴国浦秘方。屡用皆效。

12. 七味钩虫散

【组成】马齿苋100克，槟榔、鸡血藤各50克，苦楝根皮30克，党参、茯苓各50克，猪骨(煅)70克。

【制法】散剂。上药共研极细末，和匀，贮瓶备用。

【用法】口服。每次服15～30克，一日服3次，温开水或米汤送服。

【功能】驱除钩虫、益气补血。

【主治】钩虫病。

【附记】引自《临床验方集》笔者师传秘方。临床验证效佳。

13. 加味雷丸散

【组成】雷丸、苦楝根皮、贯众各等分。

【制法】 散剂。上药共研极细末，和匀，贮瓶备用。

【用法】 口服。每次 9～15 克，一日服 3 次，空腹时用温开水送下。

【功能】 驱杀钩虫。

【主治】 钩虫病。

【附记】 引自《程氏医学笔记》。屡用效佳。

二十二、蛲虫病

蛲虫病，是蛲虫卵寄生于人体肠道所致的肠道寄生虫病之一，属中医“虫证”范畴。在临床上较为常见，尤以小儿发病者居多。

病 因

多因饮食不洁，误食虫卵所致。

症 状

肛门发痒，夜间加重，于肛门可见蛲虫。伴有恶心呕吐、腹痛腹泻、食欲减退、消瘦乏力等症。

治疗方药

1. 蛲 纤 膏

【组成】生百部粉 31 克，雷丸粉 9 克，麝香 0.15 克。

【制法】药膏。上药共研极细末，入凡士林一倍量搅拌成软膏状，收贮备用。

【用法】外用。于每晚睡前以棉签蘸药膏涂擦肛门周围，并涂入肛门少许，每日涂 1 次，直到治愈为止。

【功能】杀灭蛲虫。

【主治】肠蛲虫病。

【附记】引自徐振纲《何世英儿科医案》。屡用效佳，一般用药3～4次，最多1周，患者即不再感到肛门瘙痒。若用本膏外用，先服驱虫丹（方见蛔虫病方二）1～2日，效果尤佳。

2. 丑槟散

【组成】黑白丑30克，槟榔（半生半炒）30克，三棱9克，牙皂9克，莪术15克。

【制法】散剂。上药共研极细末，贮瓶备用。

【用法】口服。成人每次服9克，4～5岁每次服3克，每日服3次。以温糖开水送服。

【功能】杀虫、消积、驱虫。

【主治】蛲虫病。

【附记】引自程爵棠《百病中医膏散疗法》飞霞寺秘方。屡用皆效。

3. 榧黄散

【组成】榧子肉（焙干）、大黄各等分。

【制法】散剂。上药共研极细末，贮瓶备用。

【用法】口服。每次服量为（年龄＋1）×0.4克，日服3次，用温开水冲服。连服7天。

【功能】杀虫、止痒。

【主治】小儿蛲虫病。

【附记】引自程爵棠《单方验方治百病》。屡用效佳。

4. 二丑散

【组成】黑、白牵牛子各等分。

【制法】散剂。将上药炒熟共研极细末，备用。然后取鸡蛋1个，打破搅匀，煎至将成块时，把药粉撒在上面，卷成筒状，等煎熟鸡蛋后，备用。

【用法】口服。药蛋煎熟后，于早上空腹服用。用时，成人每次用量（药粉）3～4.5 克，小儿每次用量（药粉）1.5～3 克，每隔 3 天服 1 次。重症患者，可服 3 次，一般患者服 2 次。

【功能】杀虫、通便。

【主治】蛲虫病。

【附记】引自程爵棠《单方验方治百病》。屡用效佳，均在服药 2 次或 3 次后即获痊愈。本方服后，一般有轻微腹泻，大便次数增多，个别患者会出现短暂的腹痛。直接服本散，还可用于治疗蛔虫、绦虫病，效果亦佳。本方又一用法，即取本散 10 克（生用不炒），加入面粉 100 克（两者比例为 1∶10），烙成薄饼，空腹 1 次服尽。半月后重复 1 次，用之临床，均有较好的疗效，且无副作用。

5. 蛲虫膏

【组成】百部草 30 克，香油 60 克。

【制法】膏剂。上药同入锅，微火同煎，药枯去渣，加白蜡 25 克，拌匀，制成膏剂，放入罐内冷却待用。

【用法】外用。每晚先用淡盐水将肛门及会阴部位洗净擦干，再将药膏涂于肛门及会阴部附近。连擦数日即愈。

【功能】杀虫、止痒。

【主治】蛲虫病。

【附记】引自《中国当代中医名人志》索延昌方。屡用效佳。

6. 小儿健脾散

【组成】白术、茯苓、山楂各90克，莲子、芡实、山药、广陈皮、鸡内金、使君子各60克，神曲48克，白芍42克，泽泻40克，炙甘草18克。

【制法】散剂。上药共研细末，过100目筛，贮瓶备用。每瓶重3克。

【用法】口服。1～3岁每次服1/4瓶；3～5岁每次服1/3瓶；5～9岁每次服1/2瓶。每日服2～3次，温开水送服。

【功能】健脾开胃、祛虫止泻。

【主治】小儿消化机能不振，食积不化，胃呆不思饮食，肠内寄生虫（蛔虫，蛲虫等）。

【附记】引自《集验中成药》。屡用效佳。忌食生冷油腻之物。

7. 樟槟散

【组成】樟脑1克，牵牛子3克，槟榔6克。

【制法】散剂。上药共研极细末，和匀，贮瓶备用。

【用法】外用。每取本散10克，入睡时用开水100毫升冲和，待水温降至30℃左右时，用注射器抽吸，通过肛门注入肠道内，每日1次。

【功能】解毒利水、杀虫止痒。

【主治】蛲虫病。

【附记】引自程爵棠《单方验方治百病》。屡用效佳。一般3～4次即获痊愈。

8. 雄黄散

【组成】雄黄6克，苦参5克，樟脑1克。

【制法】散剂。上药共研极细末，和匀，贮瓶备用。

【用法】外用。每取本散适量，用布包成一小团，浸香油或食醋，于晚间睡觉时塞进肛门口处，每晚1次，1周为1疗程。

【功能】解毒化湿、杀虫止痒。

【主治】蛲虫病。

【附记】引自《集验百病良方》。屡用屡验。

9. 蛲虫散（膏）

【组成】百部、鹤虱、苦参、榧子肉、槟榔各等分。

【制法】散剂。上药共研极细末，和匀，贮瓶备用。

【用法】口服。每次服9～15克，一日服2次，温开水送服。同时取本散10克，用凡士林适量调和成软膏状，涂擦肛门及会阴部位，每日涂擦3次。

【功能】杀虫、止痒。

【主治】蛲虫病。

【附记】引自《临床验方集》笔者祖传秘方。多年应用，疗效满意。

10. 蛲虫丸

【组成】槟榔、苦楝根皮、鹤虱各15克，牵牛子5克。

【制法】水丸。上药共研细末，水泛为丸，如梧桐子大，阴干，贮瓶备用。

【用法】口服。每次服5～6克，一日服3次，空腹时用温开水送下。小儿剂量酌减。

【功能】杀虫、驱虫。

【主治】蛲虫病。

【附记】引自《临床验方集》笔者师授秘方。临床验证效佳。

11. 百黄散（膏）

【组成】百部、苦楝根皮、雷丸，大黄各等分。

【制法】散剂：上药共研极细末，和匀、贮瓶备用。膏剂：即用凡士林入药粉调和成软膏状，备用。

【用法】口服。取散剂，每次服5～6克，每日服2～3次，温开水送服。小儿剂量酌减。外用取膏剂涂擦肛门及会阴部位附近，日涂3次。

【功能】杀虫、驱虫、止痒。

【主治】蛲虫病。

【附记】引自《临床验方集》笔者经验方。多年应用，疗效满意。